AF458155

ANATOMIE PATHOLOGIQUE.

DERNIER COURS

DE XAVIER BICHAT.

LIBRAIRIE DE J.-B. BAILLIÈRE.

Bégin. Traité de thérapeutique, coordonné dans l'esprit de la nouvelle doctrine médicale. Paris, 1825; 2 vol. in-8°. 11 f.

Bertin. Traité des maladies du cœur et des gros vaisseaux, rédigé par J. Bouillaud, D. M. Paris, 1824; in-8°, 6 planches. 7 f.

Boisseau. Pyrétologie physiologique, ou Traité des fièvres considérées dans l'esprit de la nouvelle doctrine médicale; 2e édition. Paris, 1824; in-8°. 8 f.

Cabanis. Rapports du physique et du moral de l'homme, précédés d'une table analytique par Destutt-Tracy, et suivis d'une table alphabétique; nouvelle édition, augmentée d'une notice sur la vie de l'auteur. Paris, 1824; 3 vol. in-12. 8 f.

Dutrochet. Recherches anatomiques et physiologiques sur la structure intime des animaux et des végétaux. Paris, 1824; in-8°, fig. 4 f.

Gall. Sur les fonctions du cerveau et sur celles de chacune de ses parties, avec des observations sur la possibilité de reconnaître les instincts, les penchants, les talents, ou les dispositions morales et intellectuelles des hommes et des animaux, par la configuration de leur cerveau et de leur tête. Paris, 1825; 6 vol. in-8°. 42 f.

Lachapelle (madame). Pratique des accouchements, ou Mémoires et observations sur les points les plus importants de l'art, publiés par A. Dugès, professeur d'accouchement à la faculté de Montpellier. Paris, 1821-1825; 3 vol. in-8°. 20 f.
Les tomes 2 et 3 séparément. 13 f.

Latreille. Familles naturelles du règne animal, exposées succinctement et dans un ordre analytique, avec l'indication de leurs genres. Paris, 1825; un fort vol. in-8°. 9 f.

Leroy. Exposé des divers procédés employés jusqu'à ce jour pour guérir de la pierre sans avoir recours à l'opération de la taille. Paris, 1825; in-8°, avec cinq planches. 4 f.

Meckel. Manuel d'anatomie générale, descriptive et pathologique, traduit de l'allemand et augmenté des faits nouveaux dont la science s'est enrichie jusqu'à ce jour; par G. Breschet, chef des travaux anatomiques de la faculté de médecine de Paris, et A.-J.-L. Jourdan, D. M. P. Paris, 1825; 3 vol. in-8°. 25 f.

Tiedemann. Anatomie du cerveau, contenant l'histoire de son développement dans le fœtus, avec une exposition comparative de sa structure dans les animaux, traduite de l'allemand, avec un discours préliminaire sur l'étude de la physiologie en général, et sur celle du cerveau en particulier; par A.-J.-L. Jourdan, D. M. P. Paris, 1823; in-8°, avec 14 planches. 7 f.

Tissot. De la santé des gens de lettres, nouvelle édition, avec des notes par F.-G. Boisseau. Paris, 1825; in-18. 3 f.

DE L'IMPRIMERIE DE LACHEVARDIERE FILS,
RUE DU COLOMBIER, N. 30, A PARIS.

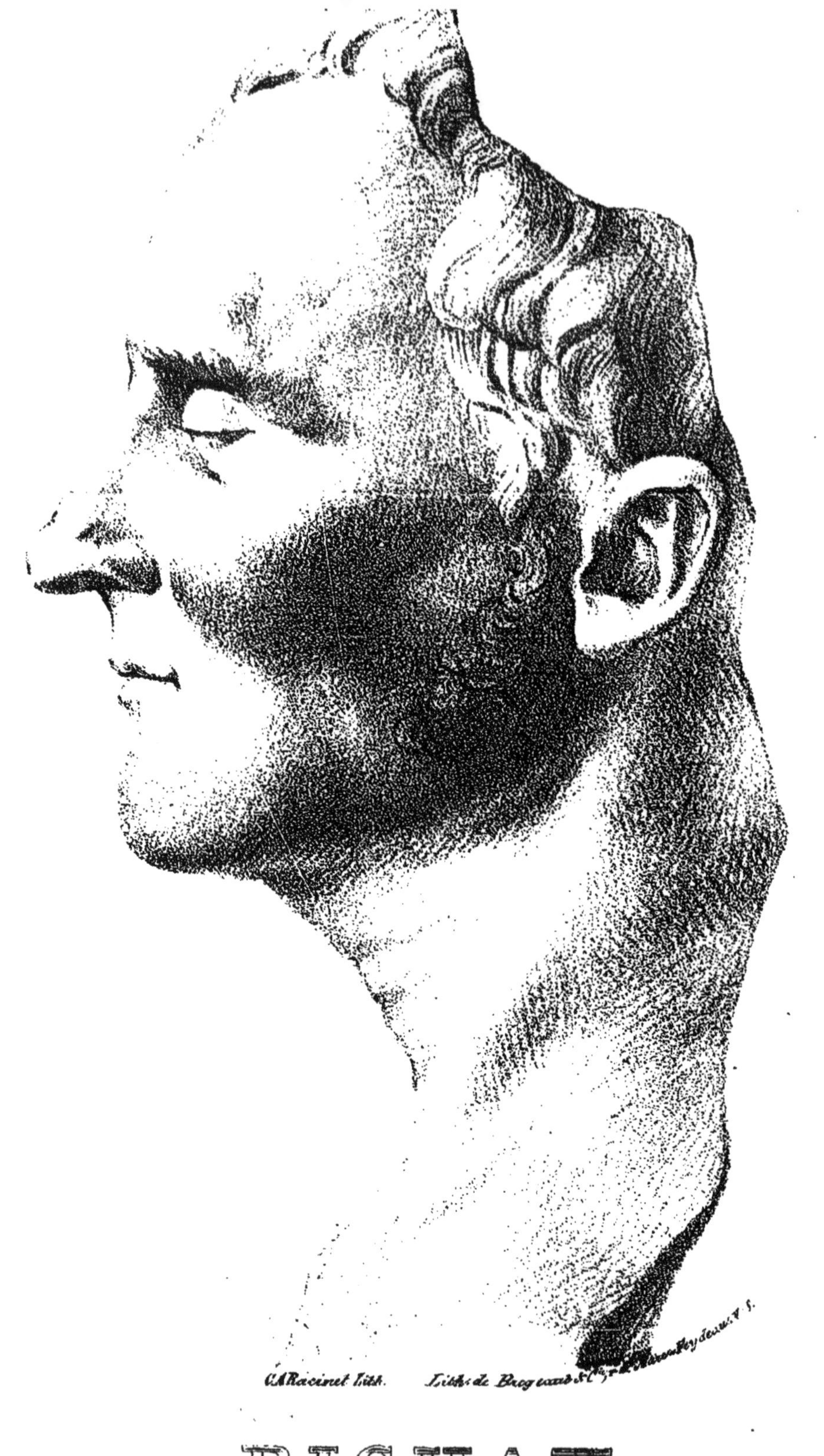

C.A. Racinet Lith. Lith. de Bergeaud & Cie

BICHAT,

Vue d'un dessin fait d'après nature

ANATOMIE PATHOLOGIQUE.

DERNIER COURS DE XAVIER BICHAT,

D'APRÈS UN MANUSCRIT AUTOGRAPHE

DE P.-A. BÉCLARD;

AVEC UNE NOTICE SUR LA VIE ET LES TRAVAUX DE BICHAT,

PAR F.-G. BOISSEAU,

MEMBRE DES ACADÉMIES ROYALES DE MÉDECINE DE PARIS ET DE MADRID, DE LA SOCIÉTÉ MÉDICALE D'ÉMULATION, ETC.

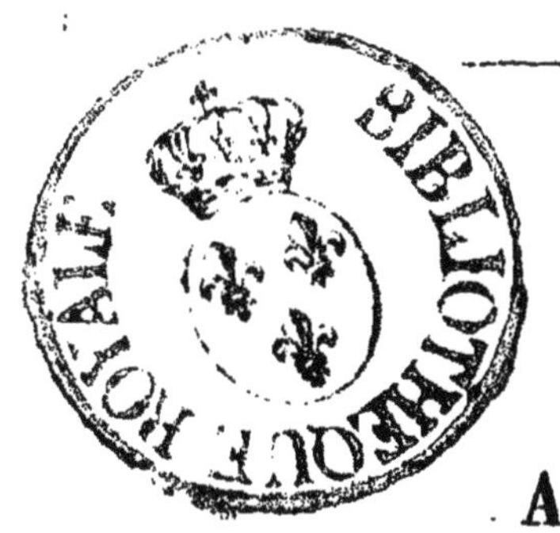

A PARIS,

CHEZ J.-B. BAILLIÈRE, LIBRAIRE,

RUE DE L'ÉCOLE DE MÉDECINE, N° 14.

1825.

A Monsieur

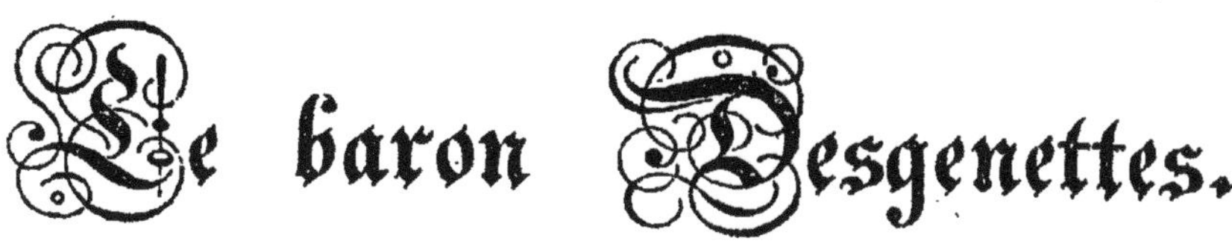

Voulant placer ce Livre sous les auspices d'un nom justement célèbre, j'en fais hommage à l'auteur de l'Histoire médicale de l'armée d'Orient, au Médecin en chef de la Grande-Armée, au Biographe de Boerhaave, de Fontana, de Mascagni, de Rivière, de Stahl.

F. G. Boisseau.

AVIS DE L'ÉDITEUR.

Ayant acquis à la vente de la bibliothèque de feu le célèbre professeur Béclard un manuscrit écrit en entier et signé de sa main (1), sur le dernier cours de Bichat, l'idée nous vint de le publier; mais pour cela nous crûmes devoir prendre conseil de plusieurs médecins éclairés. Tous nous dirent que la moindre parcelle de la doctrine d'un homme qui a rendu de si grands services à la science et à l'humanité devait être recueillie avec un soin religieux; que le public rechercherait avec empressement cette rédaction d'un cours dans lequel

(1) Nous tenons ce manuscrit à la disposition de toute personne qui désirerait le voir; il est intitulé: *Anatomie pathologique, dernier cours de Xav. Bichat. P.-A. Béclard d'Angers, chirurgien interne de l'hospice civil et militaire de la même ville, an XIV - 1805.*

Bichat épuisa les restes d'une vie si précieuse, et sur lequel on regrettait vivement de ne posséder aucun document; et qu'enfin ce serait ajouter un supplément plein d'intérêt à toutes les éditions de ses œuvres. Ces motifs ont achevé de nous déterminer.

Nous avons pensé qu'il serait agréable au public de joindre à ce volume un portrait de Bichat, lithographié sur un dessin fait quelques heures après la mort de ce grand homme, et que nous devons à l'obligeance de M. le docteur Ollivier, d'Angers.

M. le docteur Boisseau a bien voulu donner ses soins à la publication de cet ouvrage, et y ajouter une notice sur la vie et les travaux de l'immortel auteur de l'*Anatomie générale*.

J.-B. Baillière.

NOTICE

SUR LA VIE ET LES TRAVAUX

DE

XAVIER BICHAT,

PAR

F.-G. BOISSEAU.

Vicq d'Azyr n'existait plus, mais les Chaussier, les Corvisart, les Desgenettes, les Hallé, les Pinel, préparaient la gloire de l'école de médecine de Paris, lorsqu'on vit paraître, au milieu des élèves de Desault, un de ces esprits supérieurs, nés pour la régénération des sciences et le perfectionnement des connaissances humaines. Bichat, disciple de Marc-Antoine Petit, se réfugie à Paris pour se soustraire aux massacres de Lyon, et fixe aussitôt l'attention du premier chirurgien de l'Hôtel-Dieu. Dès ce moment, il lui voue la tendresse d'un fils, lui prête sa plume, l'assiste dans ses opérations, et répond pour lui à de nombreuses consultations; en même temps il médite les écrits des grands maîtres, il dissèque et il opère sur le cadavre. Après la mort de Desault, il publie le dernier volume du Journal de chirurgie, et rend un pieux hommage à la mémoire du grand chirurgien qui avait deviné son génie.

Après deux années de silence et de recherches, Bichat fait des leçons sur l'anatomie, la physiologie, les maladies des os et les opérations. A peine convalescent d'une hémoptysie abondante, il reprend le cours de ses dissections, de ses expériences; il publie les œuvres chirurgicales de Desault, fonde la société médicale d'émulation, et enrichit les Mémoires de cette société d'observations originales sur les membranes synoviales, les rapports d'organisation des membranes, et la symétrie des organes. Le dix-neuvième siècle commence, le Traité des membranes, les Recherches sur la vie et la mort, l'Anatomie générale, paraissent; Bichat s'occupe à classer d'une manière invariable les maladies, ouvre un nombre immense de cadavres, pour en dévoiler la nature et le siége, et fait des cours d'anatomie pathologique: la France retrouve en lui Bordeu, Vicq d'Azyr, et se console de n'avoir vu naître ni Haller, ni Morgagni.

Les plans du génie sont si vastes, que lui-même ne peut les exécuter qu'en partie; Bichat aspirait à reconstruire l'édifice médical sur les bases inébranlables de l'anatomie physiologique et de l'anatomie pathologique. Mais la nature semble quelquefois se plaire à mettre des bornes aux progrès de l'esprit humain, en condamnant à une fin prématurée les esprits pénétrants qui la suivent de trop près, et avec trop d'ardeur, dans ses admirables procédés. Bichat, âgé de trente ans, épuisé par les veilles, le travail intellectuel, et le séjour dans les amphithéâtres, Bichat mourut peu après le commencement du siècle qu'il allait éclairer. Sandifort avait dit de lui: *Avant six ans, il aura passé notre Boerhaave.* Corvisart écrivit au premier consul: « Bichat vient de mourir sur un champ de bataille qui compte aussi plus d'une victime : *personne en si peu de temps n'a fait tant de choses, et aussi bien.* »

Pourquoi pleurer les grands hommes ? ils ont assez vécu, dès qu'ils ont assez fait pour leur gloire ; mais il faut rappeler leurs vertus, pour qu'elles servent de modèles, et leurs succès, pour la confusion de l'envie.

« Les plus aimables qualités morales, dit Buisson, relevaient dans la personne de Bichat l'éclat de son mérite. Jamais on ne vit plus de franchise et de candeur, plus de facilité à sacrifier ses opinions, lorsqu'on lui proposait une objection solide. Incapable de colère et d'impatience, il était aussi accessible dans les moments où un travail pénible l'occupait, que dans ses moments de loisirs. Sa générosité fut toujours une ressource assurée à ceux de ses élèves que l'éloignement de leurs familles mettait pour quelques moments dans l'indigence, ou que le défaut de moyens empêchait de se procurer ailleurs l'instruction nécessaire. Habile à distinguer les talents, il les encourageait de toutes les manières possibles dès qu'il les avait découverts. Personne n'était plus porté que lui à donner sa confiance, dès qu'il avait cru reconnaître dans ceux qui l'approchaient un attachement sincère. On ne résistait point à ses manières aimables et prévenantes, et, pour peu qu'on l'entretînt, on connaissait parfaitement son caractère, tant il était éloigné de cette réserve d'expressions, de cette politesse affectée, qui servent si souvent à masquer les sentiments véritables. Aussi eut-il pour amis tous ceux qui le connurent, excepté ceux que l'esprit de jalousie sépara de lui. L'envie s'attacha quelquefois à ses pas, et chercha à lui ravir sa réputation, ne pouvant lui pardonner son mérite; mais il se contenta de mépriser de vaines attaques, et ne se mit jamais en devoir de les repousser directement, toujours prêt à renouveler avec ses détracteurs une amitié qu'eux seuls avaient rompue. »

La généralisation des faits est l'œuvre la plus féconde du génie, et celle qui le caractérise le mieux. Bichat a laissé en ce genre un grand monument. Jusqu'à lui, les organes avaient été étudiés les uns après les autres, dans l'ordre des fonctions ou de leur situation; il classa les tissus dans sa vaste pensée selon leurs analogies, et réalisa ainsi la grande vue de Bordeu sur les départements organiques; en un mot il créa l'anatomie générale.

Ce qu'il avait fait pour la structure des organes, il voulut le faire pour les fonctions; mais ici, pourquoi ne pas l'avouer, il paya tribut à la faiblesse humaine. Au lieu de se borner à retracer d'une manière supérieure les lois des actions organiques connues, il suivit Barthez dans l'adoption d'un principe vital, et attribua aux tissus des propriétés dont plusieurs étaient des fonctions, et les autres des qualités douteuses. Mais il fonda parmi nous la physiologie expérimentale, créée au-delà du Rhin par Haller; et c'est à l'exemple qu'il donna par ses recherches sur l'alliance fonctionnelle du cerveau, du poumon et du cœur, durant la vie et à l'instant de la mort, que sont dues toutes celles qui ont été faites depuis vingt-cinq ans sur l'action des organes respiratoires et circulatoires, de l'encéphale, de la moelle épinière et des nerfs.

L'influence des ouvrages de Bichat ne s'est pas bornée à la France; l'Allemagne (1) a compris le

(1) Kurt Sprengel a été injuste envers Bichat, parcequ'il ne suffisait pas d'une vaste érudition et d'une profonde connaissance de

génie de ce grand homme, et l'a suivi dans les routes qu'il a ouvertes et dans celles sur lesquelles il a ramené les observateurs. La fière Angleterre suit aussi, mais de loin, les pas du Français qui a fait oublier Brown, Darwin, Goodwin, et même Hunter.

L'Italie reconnaît dans Bichat le digne successeur de ses innombrables anatomistes et physiologistes; elle s'est consolée de voir un Français briller à son tour sur un théâtre où s'illustrèrent tant d'Italiens; là aussi Bichat a trouvé des disciples dignes de lui. Ses livres, traduits en espagnol, formeront d'habiles observateurs de l'homme dans la Péninsule, quand cette malheureuse contrée jouira des loisirs de la paix, sous les auspices d'un gouvernement assez éclairé pour ne pas redouter les sciences.

Bichat porta son génie jusque dans les descriptions anatomiques. Personne mieux que lui ne sut y déployer une admirable clarté, unie à une extrême concision et une rapidité remarquable: tels étaient les caractères de son style, sur quelque sujet qu'il écrivît. On a remarqué des incorrections, des négligences dans ses productions; en cela sans doute, et en cela seulement, il ne faut pas l'imiter, mais il n'en est pas moins celui de tous les Français qui a le mieux compris ce que doit être l'art d'écrire sur l'anatomie et la physiologie. Son style s'animait et prenait de la couleur quand il s'agissait des facultés intellec-

l'histoire du brownisme pour juger ce grand homme. M. Meckel lui a rendu un bel hommage dans un ouvrage où il s'est montré digne de marcher sur ses traces. Voyez *Manuel d'anatomie générale descriptive et pathologique*, *par F. Meckel*, *professeur d'anatomie à l'université de Halle; traduit de l'allemand et augmenté des faits nouveaux dont la science s'est enrichie jusqu'à ce jour; par A.-J.-L. Jourdan et G. Breschet*. Paris, 1825; 3 vol. in-8°.

tuelles et des affections. Bichat n'eut pas le temps d'être pur, mais il a prouvé qu'il aurait pu l'être, s'il eût eu plus de loisirs, si par conséquent il se fût moins occupé de l'avancement de la science.

Une tentative remarquable de Bichat fut celle de réformer la thérapeutique. Le talent le plus vaste ne peut tout enceindre : il était réservé à M. Alibert d'appliquer la physiologie à la science des médicaments.

Le professeur Pinel eut la gloire d'avoir inspiré Bichat, en émettant l'idée de la distinction des tissus; mais Bichat s'est véritablement rendu propre cette grande idée, en l'appliquant à la physiologie. Il n'était pas douteux que si la mort n'était venue le surprendre, il en eût fait une application plus vaste encore à la pathologie; mais la génération présente n'avait à cet égard aucune donnée positive, lorsque le manuscrit actuellement offert au public fut placé sous mes yeux.

Le lecteur attentif reconnaîtra aisément que Bichat désignait sous le nom d'anatomie pathologique la véritable pathologie, c'est-à-dire la connaissance des phénomènes morbides observés pendant la vie, et des altérations organiques trouvées après la mort. Il apercevra combien les vues de cet homme si cher à notre pays étaient profondes; avec quelle ardeur il recherchait les notions positives; avec quelle chaleur il saisissait les rapprochements pour en faire jaillir les différences caractéristiques; avec quelle netteté il avait tracé le plan de son cours; avec quelle rapidité il exposait les caractères des maladies; avec quelle candeur il avouait l'ignorance où l'on était sur tant de points obscurs de la pathologie. Puisqu'une mort prématurée nous a ravi ce beau génie, et nous a privés de l'ouvrage dans lequel il aurait par la suite consigné ses vues pathologiques, félicitons-nous de ce qu'un de ses zélés auditeurs a recueilli l'esquisse du dernier cours dans lequel on vit briller son esprit lumineux. Le croquis d'un tableau de Raphaël n'est pas sans valeur : on y découvre au moins les linéaments de la pensée du peintre immortel.

On trouvera dans l'ouvrage qu'on va lire bien des idées qui font aujourd'hui parti du domaine public, et dont on faisait honneur à d'autres qu'à Bichat : qu'on n'oublie pas que le manuscrit a certainement été écrit par Béclard en 1805.

Il résulte de cette date qu'il n'a pas été recueilli aux leçons de Bichat par Béclard lui-même, mais par une personne dont l'exactitude et la sagacité lui étaient connues, puisqu'il s'est donné la peine de l'écrire en entier. Peut-être l'a-t-il rédigé sur les notes qui lui avaient été communiquées. Ce qui me fait croire qu'il l'a copié tel qu'on va le lire, c'est que partout on y remarque le tour vif et pressé de la parole ; les mêmes locutions familières reviennent sans cesse, et plusieurs se retrouvent dans les ouvrages de Bichat. On sait qu'il écrivait avec une grande rapidité, sans jamais se relire, et par conséquent à peu près comme il parlait.

Je me suis fait une loi de respecter le texte de ce manuscrit ; je me suis borné à en corriger le style, qui était très défectueux ; mais j'ai préféré y laisser quelques taches, de peur d'altérer le sens par la substitution d'un mot à un autre, ou par un changement dans la tournure des phrases. Enfin je me suis conduit comme je l'eusse fait si j'avais eu le bonheur de transmettre au public un travail inédit de Bichat lui-même.

Cette tradition, quelque imparfaite qu'elle soit, de la dernière pensée d'un esprit si pénétrant et si vaste ne peut manquer d'intéresser les nombreux disciples de ses contemporains et de ses élèves. C'est encore un document précieux sous le rapport de l'histoire de l'art. Aucune des erreurs que j'ai dû laisser subsister dans ce travail ne peut être attribuée à Bichat, à moins qu'elle ne se retrouve dans ses ouvrages, ou qu'elle ne découle directement de ses principes connus. La plupart appartiennent au temps où il a vécu.

Pourrais-je oublier de parler ici de la perte que les sciences anatomiques ont faite par la mort inopinée de Béclard : c'est la vie de tels hommes qu'il faut opposer aux détracteurs de la médecine; ne se tairont-ils pas à la vue de tant de savoir et de tant de dévouement !

Paris, le 26 août 1825.

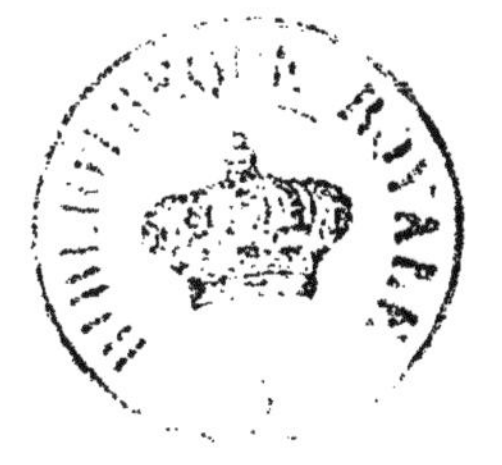

[illegible]

Xav. Bichat salue le Cn. Desgenettes, et
le prie de vouloir bien accepter les nos du
Journal de Chirurgie qu'il a publié, et où
se trouve l'éloge de Desault. Mille excuses
de l'avoir fait attendre si longtemps, et de
ne pas lui offrir l'ouvrage complet qui
n'est point à ma disposition, et que ces
numéros ~~seulement~~.

Salut et respect.

Au Citoyen Desgenettes.

natomie Pathologique

Dernier Cours de Xav. Bichat

P. A. Béclard - D'angers
chirurgien Interne de l'hospice Civil
& militaire de la même ville.

An XIV. - 1805.

ANATOMIE PATHOLOGIQUE,

DERNIER COURS DE BICHAT.

DISCOURS PRÉLIMINAIRE.

La médecine a deux buts généraux, la connaissance des maladies, et leur guérison. Sous ce dernier rapport, il en est peu de réellement soumises à l'empire de la médecine, et ce n'est qu'au premier objet que l'anatomie pathologique se rapporte.

Les maladies doivent être comprises dans deux classes : celles qui affectent l'habitude générale du corps, et celles qui n'attaquent qu'un organe en particulier. Les premières ne sont point du ressort de l'anatomie pathologique. Toutes les diverses espèces de fièvres causent une affection générale, sans que pour cela, le plus souvent, aucun organe en soit particulièrement lésé. La connaissance des maladies générales diffère essentiellement de celle des maladies organiques : pour celles-là, l'observation suffit ; dans celles-ci, au contraire, on a l'observation et l'ouverture des cadavres. Voilà ce qui fait que la connaissance des maladies générales n'est fondée que sur certains signes qui ne se rallient à rien. Telle est l'étiologie des fièvres et d'autres maladies semblables : toutes les distinctions, classifications qu'on en a faites, suivant les saisons, les humeurs, etc., sont évidemment vicieuses. Leur nosographie présente une difficulté extrême.

Il n'en est pas de même des maladies locales, que l'on peut classer suivant le caractère de la lésion de l'organe affecté. Leur diagnostic est infiniment plus facile que celui des premières, parce-qu'il existe un moyen de plus pour les connaître, l'ouverture des cadavres; et ce n'est que depuis que l'on s'y livre que l'on peut se flatter d'avoir fait des progrès dans la connaissance de ces maladies. Tant que l'on s'est borné à la simple observation des symptômes, on sait quelles erreurs il en est résulté. Prenons pour exemple la consomption. On l'a considérée d'abord comme une maladie essentielle, avant qu'on eût recours à l'autopsie cadavérique; depuis, on a vu que le marasme n'était qu'une maladie consécutive et symptomatique de l'affection d'un organe. La jaunisse a été long-temps regardée par les médecins comme une maladie essentielle; l'autopsie cadavérique a encore démontré que l'affection regardée comme primitive n'était réellement que consécutive à diverses altérations du foie, dont elle est toujours le symptôme. Il en a été de même des hydropisies, qui, regardées long-temps comme des affections essentielles, n'ont jamais été que le produit des maladies organiques. C'est donc l'ignorance des affections organiques, produite par le défaut d'ouverture des cadavres, qui a fait que les anciens médecins se sont trompés sur la plupart des maladies; ainsi Cullen, Sauvages, ont erré dans leurs classifications.

Ce n'est pas que les symptômes ne soient très avantageux dans l'examen des maladies organiques; mais pour une classification méthodique il faut éviter tout ce qui n'est qu'accessoire; une nosographie fondée sur l'affection des organes sera nécessairement invariable. C'est encore à l'oubli de l'ouverture des cadavres que l'on peut attribuer les raisonnements hypothétiques des anciens sur l'atrabile, la pituite, les âcres, etc.; substances imaginaires qu'ils n'avaient jamais vues, mais qu'ils avaient inventées. Les solides ont aussi été l'objet de ces principes erronés : tout gonflement était traité d'obstruction, tout engorgement était un squirrhe.

Les médecins n'ont jamais suivi la marche naturelle que nous indiquons; un coup d'œil rapide sur les progrès de la médecine nous le prouvera.

On peut distinguer deux classes de médecins, ceux qui ont seulement observé, et ceux qui à l'observation ont joint l'autopsie cadavérique. Les premiers sont en grand nombre; les derniers sont peu nombreux, et ne se rencontrent guère que dans le siècle dernier. Hippocrate, Celse, Aretée, et tous les auteurs grecs, se sont contentés d'observer les symptômes; aussi la plupart de leurs maladies sont-elles mal décrites.

Après les Grecs, les médecins se partagèrent en deux sectes: les empiriques, qui traitèrent suivant l'expérience, et les dogmatiques, qui s'attachaient aux symptômes. Aucun, parmi les uns et les autres, n'a fourni d'autopsies cadavériques. Il en est de même des Arabes, qui n'ont fait que copier les Grecs. Cinq ou six siècles s'écoulèrent sans aucun progrès de la médecine. A son renouvellement, on commenta de nouveau les Grecs; puis vint la secte des chimistes : Paracelse, Van Helmont, expliquèrent tout par la fermentation. Sydenham s'en tint à l'observation des symptômes. Ensuite parurent Stahl et Boerhaave. Les médecins qui les ont suivis dans les derniers siècles, et surtout ceux de Montpellier, n'ont que rarement eu recours à l'examen des cadavres. Ce fut vers le milieu du dix-septième siècle que les chirurgiens recoururent les premiers à l'examen anatomique. Les médecins adoptèrent cette méthode. Bonnet fit un recueil d'observations, mais plein de fausses théories.

Morgagni parut après lui, créa réellement la science pathologique, et la porta du premier pas jusqu'à la perfection; aussi son ouvrage sur les maladies chroniques est-il un chef d'œuvre. Plusieurs ont voulu écrire sur la même matière; Lieutaud particulièrement, mais son ouvrage est bien au-dessous de celui de Morgagni. Portal et Vicq-d'Azir ont aussi brillé dans ce genre, et l'article de l'*Encyclopédie* fait honneur au dernier.

Cette pratique de l'inspection cadavérique est celle que l'on suit dans toute l'Europe de nos jours.

CHAPITRE I.

CONSIDÉRATIONS SUR L'AUTOPSIE CADAVÉRIQUE.

Avant d'établir des préceptes sur l'ouverture des cadavres, il faut examiner les diverses altérations que produisent dans les parties les diverses maladies. En effet, pour peu que l'on ait observé quelques cadavres, on a vu que l'état des organes, tant internes qu'externes, varie suivant les affections qui ont produit la mort. On peut à cet égard distinguer trois espèces de mort : la mort subite, celle qui arrive par maladie aiguë, et enfin celle qui suit une maladie chronique.

Dans la mort subite, presque aucune altération ne se manifeste, tant dans les organes externes que dans les internes ; presque toujours la maladie est concentrée dans le cerveau, le cœur, ou le poumon : tels sont l'asphyxie, la syncope, les empoisonnements, etc.

Les muscles sont rouges, d'une fermeté égale à celle de l'état naturel ; la peau ferme, les yeux saillants ; les surfaces muqueuses, souvent même les joues, restent colorées ; l'expression de la physionomie se conserve; en un mot, l'aspect de tous les organes diffère essentiellement de celui qu'ils présentent lors des maladiès chroniques.

La seconde espèce de mort commence à influer davantage sur l'aspect cadavérique. Toute maladie aiguë altère toujours plus ou moins sensiblement les parties; il en est même dont les effets sur le cadavre sont semblables à ceux des maladies les plus longues; tous les solides sont altérés, presque décomposés : telles sont les fièvres pestilentielles, etc.

Quand les maladies aiguës commencent à traîner en longueur, alors la graisse est absorbée, la sérosité abonde, et les phénomènes sont bientôt semblables à ceux des maladies chroniques. Cependant on doit observer que les organes les plus altérés sont ceux où la nutrition est plus active dans l'état sain, et que ceux qui jouissent au contraire d'une vitalité obscure ne sont pas sensiblement lésés; tels sont les tendons, les aponévroses.

Enfin le troisième genre de mort, produit par les maladies chroniques, change totalement l'état des organes sur le cadavre. Leur parenchyme se trouve ordinairement altéré profondément, surtout quand la mort s'est fait attendre long-temps; ils présentent une flaccidité étrangère à l'état ordinaire; les altérations portent aussi sur les tendons et les aponévroses, qui jaunissent.

Telles sont en général les diverses influences des maladies nécessaires à connaître sur le cadavre.

On devra bien se garder de prendre pour le produit de la maladie ce qui n'est que l'effet du genre de mort. Cependant autrefois on est tombé dans cette erreur; ainsi, dans les fièvres inflammatoires on recherchait pour l'ordinaire avec soin les engorgemens du cerveau, mais sans réfléchir qu'ils étaient déterminés par l'état du poumon à l'instant de la mort; si, par exemple, le malade avait été affecté d'une longue difficulté de respirer, et qu'on vînt à trouver le cerveau engorgé, on ne manquait pas d'attribuer cet engorgement à la maladie, quoiqu'il en fût absolument indépendant.

Si le malade est mort dans une syncope, on trouve manifestement le cerveau vide de sang.

Il en est de même de tous les organes; souvent la disposition où on les trouve ne vient que de l'état où était le sujet à l'instant de la mort. Quelquefois aussi la maladie peut l'avoir produite, mais nous ignorons cette circonstance.

La lividité et la coloration de la face peuvent encore être rangées dans le nombre de ces phénomènes. On doit également connaître les changements que la mort apporte dans les organes malades: les tumeurs inflammatoires, qui dans l'état de vie sont rouges et proéminantes, se résolvent presque en entier après la mort, ce qui ne se voit point dans les tumeurs chroniques ; il est probable que dans l'inflammation aiguë des organes internes la même chose arrive, et nous en jugeons par analogie.

Dans l'inflammation des intestins, la tension du ventre peut être en partie produite par le gaz, et devoir aussi son existence au gonflement du tissu cellulaire voisin; en effet, elle disparaît presque entièrement après la mort. Ce qui cause la résolution des tumeurs aiguës, c'est que l'irritation qui retenait le sang dans les parties se dissipe avec la vie. Dans les inflammations chroniques, ce changement n'a point lieu après la mort, parceque le sang se trouve alors presque combiné avec les parties.

Dans les ouvertures de cadavres, on doit surtout s'attacher aux phénomènes essentiels, sans recueillir des circonstances accessoires.

Il est avantageux également de rechercher la connexion des phénomènes cadavériques avec ceux qui les ont précédés.

La marche à suivre dans l'autopsie cadavérique doit différer suivant les espèces de maladies que nous avons établies; ordinairement on y procède par ordre anatomique, mais il n'est pas le plus propre à donner des notions précises; il vaut mieux, pour les maladies générales, suivre l'ordre des fonctions : par là on arrive à connaître celle qui est lésée.

Dans les maladies locales, la marche doit être différente : il faut d'abord examiner l'organe affecté, puis les organes voisins qui participent à la lésion ; on passera ensuite à l'examen des fonctions. L'avantage qui résulte de cette méthode est que l'on peut parcourir successivement les maladies qui affectent chaque système. Par ce moyen on ne confondra point les maladies de deux organes absolument différents, situés dans la même cavité. Cependant il est quelques affections qui ne se prêtent point à cette classification méthodique : tels sont le scorbut, la syphilis, etc. ; mais des travaux assidus pourront conduire à leur faire trouver place.

CHAPITRE II.

ORDRE A SUIVRE DANS L'ANATOMIE PATHOLOGIQUE.

Nous diviserons d'abord l'examen des maladies en deux parties. Dans la première, nous nous occuperons de l'examen des affections propres à chaque système en particulier, et des modifications qu'éprouvent les maladies générales dans ces mêmes systèmes. Dans la deuxième, nous considérerons ces maladies dans les divers organes qu'elles occuperont; et, pour être méthodiques, nous procèderons par ordre de fonctions.

Chaque système a un ordre de fonctions qui lui est propre, quelle que soit d'ailleurs la partie qu'il occupe. Tel est le phlegmon ou inflammation du tissu cellulaire : soit aux extrémités, soit au tronc, il est toujours de même nature; le pus qu'il produit est toujours le même. Quel que soit l'endroit où se trouvent les membranes séreuses, leurs maladies sont analogues; elles seules sont susceptibles d'adhérences. Le système cutané est le siége exclusif de certaines affections, telles que les dartres, les éruptions varioliques, les pustules inflammatoires. Cette observation avait déjà tellement frappé les médecins, que l'on avait formé une classe particulière des maladies de la peau. D'après toutes ces citations, on voit qu'il est essentiel d'examiner les maladies des systèmes en particulier.

En considérant les maladies sous le premier rapport, nous ferons une abstraction continuelle des systèmes qui, conjointement avec celui qui est affecté, concourent à la formation d'un organe. De là s'établit la conséquence, que chaque système peut s'affecter isolément. L'ouverture des cadavres nous le prouve, puisqu'elle nous montre que presque toutes les maladies locales n'ont leur siége que dans un tissu particulier de l'organe affecté.

Prenons pour exemple le poumon. Cet organe se compose de la plèvre, du tissu pulmonaire et de la membrane interne. Dans la pleurésie, il n'y a que la plèvre d'enflammée; le tissu pulmonaire et la membrane muqueuse sont intacts. Dans la péripneumonie, c'est au contraire le poumon proprement dit, tandis que ses deux membranes sont saines. De même les toux catarrhales sont exclusives à la membrane muqueuse, tandis que le parenchyme et la membrane séreuse sont dans l'état naturel. Cet exemple peut servir de terme de comparaison pour tous les autres organes.

Les affections des membranes séreuses sont générales pour toutes leurs parties; aussi les anciens s'étaient-ils trompés sur l'entérite chronique en la considérant comme une maladie exclusive à la tunique externe des intestins; elle s'étend toujours à tout le péritoine. Cependant, au lit du malade, cette manière d'envisager les maladies semblerait se démentir, puisque, pour la prétendue affection simple d'un tissu, l'organe tout entier semble affecté. C'est ainsi que dans l'inflammation du péritoine qui recouvre l'estomac, celui-ci est affecté de vomissement. On ne sait comment expliquer une sympathie si constante; mais l'affection unique dans un seul tissu n'en est pas moins réelle.

Quand on connaît bien les maladies, pour les distinguer il faut avoir égard à trois espèces de symptômes. Les premiers sont exclusifs à l'organe affecté, les seconds dépendent des organes voisins, et les troisièmes sont généraux. Ainsi, dans la pleurésie, la douleur locale de côté, qui appartient à la plèvre, doit être rangée dans la première classe; l'oppression et la difficulté de respirer, qui appartiennent au poumon, sont comprises dans la seconde; enfin l'état du pouls, celui des sécrétions, composent le troisième.

Dans les maladies chroniques, le principe que nous avons établi touchant l'affection particulière des systèmes semble souvent démenti en apparence, puisque, quand ces maladies ont été assez graves pour causer la mort, ordinairement on trouve la substance de l'organe affectée et malade. Mais cette maladie générale est toujours due à une affection principale qui s'est développée dans un de ses tissus, et l'état dans lequel on trouve les autres à la mort n'est que consécutif. Ainsi dans un cancer, la maladie commence par une légère tumeur vacillante dans le tissu cellulaire du sein; bientôt celui-ci s'engorge, la tumeur devient adhérente; ses progrès continuent, les muscles s'ulcèrent; enfin les os se carient, et l'état où le mal se présente vers sa fin n'est que l'effet consécutif de l'affection première. Cet exemple suffit pour établir la marche de toutes les maladies chroniques, tant pour celles que l'on découvre à l'extérieur que pour celles dont les phénomènes se passent au dedans. Dans les cancers de l'estomac, il arrive souvent que l'affection s'étend à tout le péritoine par le moyen de la portion qui le tapisse; quelquefois aussi dans ce cas le foie devient tuberculeux. C'est une différence essentielle entre les maladies aiguës et les chroniques, que les symptômes des premières ne sont produits que par l'affection vive d'un seul système organique, tandis que dans les dernières ils sont causés par l'altération lente de tout l'organe.

Toutes les maladies chroniques ne se propagent pas aussi facilement les unes que les autres. Le cancer en est très susceptible, tandis que les ossifications artérielles ne s'étendent jamais.

CHAPITRE III.

DES ALTÉRATIONS DES FLUIDES.

Tout ce que nous avons dit jusqu'à présent se rapporte plus particulièrement à l'altération des solides; traitons maintenant de celles des fluides, tout aussi communes que les premières, mais bien moins connues. On sait quel rôle tous les médecins leur ont fait jouer. Presque tous en ont fait le siége des maladies; mais si l'on compare ce qu'ils en ont dit avec ce que l'inspection nous apprend, on verra combien leur théorie était illusoire. Sous ce rapport, l'anatomie pathologique présente encore un grand vide. Ces diverses altérations ne peuvent être saisies avec autant de précision que celles des solides. Abandonnés à eux-mêmes, les fluides éprouvent bientôt des altérations nouvelles, ce qui n'arrive pas dans les affections organiques d'un viscère.

Pour faire saisir facilement les maladies des fluides, nous diviserons ceux-ci en deux classes : ceux qui existent dans l'état naturel, et ceux qui se forment dans les cas pathologiques. Nous parlerons d'abord d'une manière générale des altérations des fluides qui existent dans l'état naturel. Ces fluides sont de trois classes : les circnlants, les sécrétés, et les exhalés.

ARTICLE I.

DES ALTÉRATIONS DES FLUIDES CIRCULANTS.

Le sang éprouve des variations singulièrement nombreuses dans les maladies; on ne peut les reconnaître que par l'inspection cadavérique ou la saignée.

D'abord la quantité du sang est très variable dans les cadavres. Il est en général très abondant chez les asphyxiés, et dans tous les genres de mort qui suspendent subitement la vie, tels que l'apoplexie, etc.; dans d'autres affections, l'ouverture des cadavres n'en offre presque pas, telles sont les maladies chroniques qui atténuent les forces vitales pendant long-temps, la phthisie et toutes celles qui jettent ou dans le marasme ou dans l'hydropisie; aussi le pouls est-il très petit vers la fin, et les artères resserrées sur elles-mêmes. Enfin, d'autres maladies tiennent le milieu sous ce rapport.

La couleur du sang diffère aussi beaucoup dans les maladies. Dans presque tous les cadavres il est noir, quel que soit l'endroit où on l'examine.

C'est surtout dans sa consistance que le sang

diffère. Certaines maladies l'altèrent singulièrement; le scorbut, la fièvre putride, l'asphyxie, le rendent toujours très fluide. D'autres affections le concrètent. Le polype n'est autre chose qu'une concrétion sanguine, formée dans les gros vaisseaux ou dans le cœur. Les anciens médecins lui faisaient jouer des rôles importants, et lui attribuaient des morts produites par toute autre cause. Morgagni, Bonnet, Lieutaud, Vicq d'Azir rapportent des observations de polype, et laissent voir qu'ils se sont manifestement trompés en attribuant la mort à une concrétion purement passive dans la maladie; ils avaient pris l'effet pour la cause. Si l'on ouvre des cadavres, chez presque tous on rencontre des concrétions de ce genre. Dans le cœur on peut en distinguer de deux espèces. Parfois elles représentent une masse blanche ou jaune, mais sans consistance, et on les rencontre presque toujours ainsi chez les sujets morts de maladies lentes : dans les morts subites, au contraire, les caillots sont durs, résistants, comme fibreux, et tout différents des premiers.

Il s'agirait de comparer les phénomènes cadavériques avec les symptômes des maladies; mais, sous ce rapport, on voit que la médecine est peu avancée, et l'on trouve peu d'observations où, dans ce cas, on n'ait pas pris l'effet pour la cause. En effet, si les symptômes étaient toujours produits par cette circonstance, ils existeraient chez presque tous les sujets

Dernièrement à l'Hôtel-Dieu il s'est trouvé un malade offrant tous les signes d'une maladie du cœur: étouffement, surtout vers le soir, et aux approches des changements de temps; embarras de la respiration, douleur vive à l'épigastre, par la pression. Les symptômes avaient toujours augmenté sans paroxysmes, ce qui n'est pas ordinaire dans les maladies de cœur; enfin le malade expira dans un temps de brouillards que lui-même avait prédit par l'augmentation de ses douleurs. A l'ouverture du cadavre, les poumons furent trouvés très sains ainsi que le cœur et ses valvules; mais il existait dans le ventricule droit un caillot très dur, très adhérent à ses parois. Il paraît que la concrétion sanguine était pour quelque chose dans cette maladie. On peut croire à la possibilité de ces caillots pendant la vie, par leur analogie avec ceux qui sont ordinairement contenus dans le sac des anévrysmes.

On ne peut encore rien dire de général sur les changements de la nature du sang dans les maladies; nous sommes, à cet égard, bornés à quelques faits. Toutes les maladies marquées par la vigueur, telles que l'inflammation, présentent dans le sang que l'on tire pendant la vie une couenne fibreuse appelée pleurétique. On sait que les médecins qui ont admis l'épaississement du sang se sont servis de cette couenne pour en expliquer les divers phénomènes; mais le rôle qu'ils lui ont fait jouer est absolument illusoire. Elle ne se forme sur le sang que quand il est hors de ses vaisseaux. Quoi qu'il en soit, il paraît que souvent le sang participe de la maladie sans qu'on connaisse précisément ce mode d'influence. Dans toutes les maladies longues, le sang perd en partie sa faculté concrescible et prend des caractères opposés. Dans les fièvres putrides se putréfie-t-il réellement? Les auteurs ont exagéré à cet égard; mais la prostration des forces, la facilité avec laquelle les cadavres se putréfient dans ces maladies, tout semble prouver que le principe putride a passé jusque dans le sang. Il est encore évident que dans les affections locales, les humeurs tendent à se putréfier avant la mort des solides. Dans l'inflammation qui se termine par gangrène, ordinairement la fétidité se répand avant que les solides soient tombés en mortification.

Quant aux autres altérations du sang, il en est qu'il serait difficile de rapporter à des chefs généraux. Dans la jaunisse, le sang prend une couleur jaunâtre. Dans toutes les maladies en général, c'est le sang qui colore les lèvres et les joues d'une manière déterminée pour chacune, et qui les fait souvent reconnaître.

De tout cela, il faut conclure que les fluides participent presque toujours des maladies des solides. Le *consensus* général, qui semble aboli dans certains cas, suffirait pour le faire penser.

Quant aux autres fluides circulants, ils s'altèrent probablement aussi, mais nous ne les connaissons pas aussi bien.

D'abord, à l'égard du chyle, l'observation ne nous montre rien ; il en est de même de la lymphe, des altérations de laquelle on a tant parlé: on prend encore aujourd'hui pour ces maladies des affections toutes différentes. Ce que l'on nomme engorgement lymphatique des articulations n'est qu'une maladie des cartilages.

ARTICLE II.

DES ALTÉRATIONS DES FLUIDES EXHALÉS ET SÉCRÉTÉS.

Nous ne considérerons point ici d'une manière générale les altérations des fluides sécrétés ni des fluides exhalés; il en sera traité en particulier à l'article de leurs organes respectifs. Cependant les altérations des derniers peuvent se rapporter à deux sections. Tantôt leur augmentation tient à la maladie de l'organe qui les fournit, tantôt à l'affection d'autres organes voisins. Dans le premier cas, presque toujours ils changent de nature;

tantôt ils présentent des flocons, tantôt c'est une sérosité lactescente. La même chose arrive à l'égard des fluides sécrétés ; ainsi l'affection des organes voisins détermine une sécrétion plus abondante, et l'affection directe change sa nature, comme on le voit pour la bile. Telles sont les altérations des fluides qui existent naturellement dans l'économie animale.

ARTICLE III.

DES FLUIDES FORMÉS DANS L'ÉTAT PATHOLOGIQUE.

Nous avons dit qu'il existait d'autres fluides formés par les maladies, tels que le pus, qui diffère suivant les cas ; il n'est point le même dans un catarrhe et dans un phlegmon. Il en est plusieurs d'une autre espèce dans les kystes, les hydatides, les loupes, dont l'humeur est toujours plus ou moins épaisse. Nous en traiterons à l'article de chacune de ces affections.

CHAPITRE IV.

DE L'INFLAMMATION.

L'inflammation est une maladie si générale, qu'il est bon d'en donner une idée avant de décrire les altérations des divers systèmes. Tous les auteurs, depuis les anciens jusqu'aux modernes, se sont spécialement occupés de l'inflammation. Nous n'exposerons point les diverses opinions de chacun d'eux à cet égard, et nous ne parlerons simplement que de ce que l'observation nous démontre. Avant d'en traiter, nous rappellerons succinctement les organisations différentes de nos diverses parties. Chaque système a d'abord une substance propre, plongée dans un tissu commun composé de tissu cellulaire, de nerfs, de vaisseaux, etc. La plupart présentent, d'une manière sensible, des artères et des veines, et un tissu capillaire extrêmement abondant, tels sont la peau, les muscles, etc. D'autres au contraire ne présentent pas sensiblement de vaisseaux, tels sont les os, les tendons, les aponévroses. En général partout où les capillaires abondent, outre la nutrition, il s'opère encore une fonction particulière, comme dans les membranes séreuses où il se fait une exhalation. On ne doit point perdre de vue cette disposition, car la fréquence et l'intensité de l'inflammation sont toujours en raison directe du nombre des vaisseaux. Quant à la vitalité, on sait que chaque système a son mode particulier d'existence. Celui du cellulaire est tout différent du muqueux, ce qui vient de la diversité des propriétés vitales de chacun.

Cela posé, il est aisé de savoir ce que l'on entend par inflammation. On dit qu'une partie est enflammée quand elle est rouge, douloureuse, chaude, tendue; mais ces quatre symptômes, quoique très fréquents, n'existent cependant pas toujours. Pour bien concevoir cette maladie, il faut la considérer succinctement dans chaque système, en commençant par son degré le plus simple et remontant jusqu'à ses plus grandes complications. Si l'on prend d'abord l'inflammation dans le système cutané, on voit qu'elle est susceptible d'y parcourir tous les périodes possibles. La rougeur causée par une légère irritation, par la trop grande proximité du feu, sont déjà les rudiments de l'inflammation; déjà l'on observe constamment un changement préliminaire dans la sensibilité de la partie. Ce n'est jamais que consécutivement à ce changement que les autres phénomènes se manifestent. En rassemblant ainsi la somme de toutes les inflammations, dans lesquelles les forces vitales sont constamment exaltées, on est porté à conclure que l'augmentation de ces forces joue un rôle dans la maladie, et qu'elle en est la cause. Par l'accroissement de sensibilité, l'afflux du sang s'opère; la partie rouge de ce liquide passe dans des vaisseaux où elle ne circulait pas auparavant. Ce phénomène est sensible dans les membranes séreuses. Quand l'inflammation est plus forte, il paraît qu'alors il s'opère des extravasations qui ne permettent plus de suivre les petits vaisseaux rouges, et n'offrent que des plaques irrégulières et plus ou moins larges, comme on le voit à l'intérieur du poumon dans la péripneumonie. Si l'inflammation devient encore plus intense, il survient un autre phénomène, c'est la chaleur, qui paraît ordinairement plus considérable qu'elle ne l'est réellement, puisque le thermomètre prouve qu'elle ne dépasse guère la température naturelle de deux ou trois degrés. Le sentiment qu'en éprouve le malade est aussi très vif. Le dégagement plus ou moins abondant du calorique se remarque non seulement dans les inflammations, mais encore dans toutes les parties où l'énergie vitale a été excitée. Il n'est pas de notre objet d'expliquer ici ce phénomène.

Si l'inflammation se présente encore à un plus haut degré, alors à tous ces symptômes se joint un mouvement fébrile, phénomène qui suit toujours les grandes excitations; quelquefois il précède ou vient après l'accès inflammatoire. Cette fièvre est toute différente des fièvres essentielles. Un autre symptôme qui accompagne encore l'inflammation, c'est le gonflement, qui est plus ou moins considérable, suivant l'abord plus ou moins grand du sang qui le cause. On voit d'après cela que cette circonstance n'est que purement accessoire et doit toujours varier.

L'inflammation varie encore suivant deux principales circonstances: 1° suivant les maladies dont elle se complique; 2° suivant le système où elle a son siége.

L'inflammation se complique souvent d'affections plus ou moins graves, dont les symptômes sont quelquefois si intenses qu'ils masquent la maladie primitive; ainsi les signes de l'inflammation peuvent s'unir à ceux de l'adynamie, comme on en a des exemples dans les péripneumonies putrides, dans les fièvres puerpérales, qui sont quelquefois mêlées de putridité, et dans le phlegmon, qui est souvent suivi de mortification. On pourrait citer des exemples de ces complications dans l'inflammation de chaque système. L'ataxie la complique rarement; cependant on a vu après quelques pleurésies s'opérer une métastase au cerveau, mais elle durait peu de temps.

Une complication extrêmement fréquente de l'inflammation sont les embarras gastriques; dans presque tous les hôpitaux, il est peu d'inflammations qui ne soient accompagnées, dès leur invasion, de cette affection. Du reste, dans les embarras gastriques, il faut bien distinguer ce qui appartient à l'estomac d'avec ce qui appartient au foie.

Quant aux symptômes muqueux, ils se compliquent rarement d'inflammation.

Les autres systèmes se ressentent plus ou moins de l'influence de la partie malade: Les organes en souffrent plus ou moins; ainsi, dans la péripneumonie, l'action du cœur augmentée produit la fièvre, l'estomac se dérange par sympathie, les urines deviennent rares, la peau se sèche. Si l'on examinait dans le début des inflammations graves l'état des organes, on verrait que tous sont plus ou moins lésés dans leurs fonctions.

Telle est l'inflammation considérée sous le rapport de ses complications. Maintenant voyons ses différences, suivant le système qu'elle affecte. Les auteurs n'ont point eu égard à cette distinction; cependant elle est essentielle, et la différence d'inflammation d'un système à un autre ne doit jamais être méconnue.

D'abord tous les systèmes très vasculeux tels que le cellulaire, le muqueux, le séreux, etc., sont très sujets à s'enflammer. Ceux qui présentent une disposition contraire, tels que l'osseux, le cartilagineux, le tendineux, ne s'enflamment presque jamais. Sous ce rapport, on voit donc que l'organisation des tissus influe sur le mode des différents symptômes. La douleur que cause le tissu cellulaire enflammé ne ressemble point à celle de la peau dans cet état; ainsi la douleur de l'inflammation a un mode particulier suivant chaque système. La rougeur et la chaleur suivent aussi ce rapport; ainsi la peau se colore au moindre excitant, tandis qu'il faut un temps considérable aux membranes séreuses pour que leur surface devienne rouge. Le mécanisme de cette rougeur se conçoit bien pour certains systèmes, mais dans d'autres, où l'on n'observe pas de vaisseaux, il est difficile de l'expliquer; ainsi l'on ignore le mode inflammatoire des organes peu vasculeux, tels que les os, les cartilages et les tendons. La chaleur présente encore un caractère différent, suivant que tel ou tel système se trouve enflammé : dans l'érysipèle, elle est âcre, mordicante; dans le phlegmon, elle est augmentée, mais elle a le type ordinaire. Le rhumatisme en offre encore une autre espèce. Toutes ces considérations suffisent pour prouver que l'inflammation n'est point la même dans tous les systèmes.

L'inflammation est susceptible de se terminer de trois manières différentes : 1° naturellement ou par résolution ; 2° par suppression ou répercussion ; 3° par suppuration ou autre maladie.

L'inflammation, dans ses périodes naturels, se termine par résolution. D'abord elle augmente, parvient à son apogée, puis diminue et se résout. Ces phénomènes roulent sur les symptômes principaux. C'est d'abord la fièvre qui cède, puis la rougeur, la tumeur et la douleur.

L'époque de la résolution des diverses inflammations est extrêmement variable, et, quoique ces maladies affectent un type général, il est tellement modifié qu'elles diffèrent toutes les unes des autres. D'abord la résolution varie suivant les complications, ce qui la rend plus ou moins tardive ; elle varie aussi suivant le système affecté, par la seule raison de leur organisation et de leur vitalité différente : ainsi dans celui où elle sera énergique, la résolution sera plus prompte, comme dans les muscles, la peau, etc. ; au contraire, dans les os, les cartilages, où la vie semble languir, l'inflammation parcourt ses périodes d'une manière extrêmement lente ; ailleurs elle serait chronique, tandis que chez eux elle est purement aiguë.

Cette différence est remarquable non seulement dans les inflammations spontanées, mais encore dans celles que produisent les solutions de continuité, pour la cicatrisation. On sait qu'un os est quarante jours à se cicatriser, tandis que la peau n'en met que six. Cette différence dans la durée de la résolution existe encore même entre les systèmes doués de plus de vitalité : ainsi le séreux est remarquable par la rapidité de son inflammation, tandis que dans le tissu du foie, dans celui du rein, l'inflammation est beaucoup plus lente.

L'intensité de l'inflammation suit donc le degré de vitalité des divers organes.

On connaît encore d'autres causes accessoires qui accélèrent ou ralentissent la résolution, telles sont le traitement, la température et la constitution.

L'inflammation qui se termine par résolution présente un phénomène assez ordinaire, c'est l'augmentation des sécrétions, que l'on nomme *crise*. Nous n'en rechercherons point ici la cause, seulement nous dirons que tantôt c'est une sueur abondante, tantôt une expectoration muqueuse, etc., suivant l'endroit de l'affection. Cette excrétion est toujours un signe favorable, mais il est impossible de déterminer son rapport avec la maladie; il est tout aussi inconnu que celui des phénomènes qui la précèdent. A cet égard, on doit observer que toute inflammation ne se termine pas ainsi. Ceci paraît subordonné au système qu'elle affecte. Celle du tissu muqueux se juge facilement par excrétion, tandis que celle de l'osseux n'en est pas susceptible.

Quelquefois l'inflammation s'arrête dans le cours de ses périodes naturels, et tantôt c'est un effet de la maladie, tantôt un moyen employé par l'art, tel que dans la brûlure, traitée par les répercussifs. Pour les inflammations internes, nous ne sommes pas maîtres de les arrêter; ainsi, en général, cette pratique est dangereuse. On sait combien il est souvent funeste de répercuter un érysipèle; aussi presque toujours maintenant les abandonne-t-on à leur marche naturelle : il en est de même du phlegmon, etc. Ce phénomène n'est point particulier aux inflammations, car toute maladie imprudemment supprimée se reporte souvent sur un autre organe, où elle produit une affection plus grave, ou même la mort. Quels funestes effets n'arrivent pas dans l'interruption des premiers périodes d'une fièvre intermittente, dans la répercussion d'une petite-vérole, d'un simple catarrhe? Cependant il est évident que dans les maladies où l'expérience a appris que la terminaison serait peut-être funeste si on l'abandonnait à la nature on doit chercher à appeler ailleurs l'excitation, comme dans la péripneumonie, par l'application des vésicatoires.

Il est beaucoup d'inflammations qui naissent spontanément. Il en est dont la nature semble être mobile et se porter alternativement d'une partie à une autre, tel est le rhumatisme aigu. Ceci dépend aussi des divers systèmes; ainsi le cutané souvent offre de ces métastases, tandis que l'osseux n'en présente jamais. Cette suppression spontanée a été connue de tous les anciens médecins.

L'inflammation se termine encore par d'autres maladies, telles que la suppuration, l'inflammation chronique. Quand la résolution ne s'opère pas, presque toujours la suppuration se forme; mais il est impossible de la prévoir, puisque la marche inflammatoire est la même; d'ailleurs les systèmes sont encore plus ou moins disposés à cette terminaison. Le tissu cellulaire y est très propre, ainsi que le séreux, le muqueux; d'autres, au contraire, ne suppurent presque jamais, tels sont les tendons, les os, dont l'inflammation est encore peu connue des pathologistes.

Deux causes principales modifient singulièrement la suppuration, ce sont les diverses complications et la nature du système affecté. Certains systèmes, comme nous l'avons déjà dit, sont très disposés à la suppuration, et chez eux l'inflammation fait des progrès rapides; d'autres, au contraire, en paraissent peu susceptibles.

Le mode même de la suppuration diffère dans chaque système; dans le muqueux, elle n'est autre chose qu'une sécrétion augmentée des glandes subjacentes à la membrane. Dans le séreux, au contraire, elle n'est qu'une exhalation extraordinaire, et quelquefois mêlée de flocons, sans que l'on aperçoive jamais aucune érosion à la surface. Quant au système pulmonaire ou celluleux, il est difficile de déterminer d'après l'inspection comment la suppuration s'y comporte. Presque toujours le pus est infiltré dans le poumon; dans la peau, le pus se ramasse en petits abcès; dans le tissu cellulaire, il forme une poche considérable : le tissu séreux ne s'abcède jamais. Ainsi l'on voit que le mécanisme de la suppuration diffère suivant chaque système. Elle n'est donc point une fonction comme la nutrition, qui partout s'opère de la même manière.

La nature du pus varie singulièrement, malgré que nous rallions toutes ses espèces à l'idée générale que nous présente celui du tissu cellulaire; mais dans nul système il ne se ressemble. Quelquefois c'est une sérosité pure, d'autres fois mêlée de flocons; tantôt c'est une fausse membrane; tantôt enfin il prend une consistance de bouillie. De là nous vient l'idée fausse que nous nous formons de la sanie. Le pus de telle nature serait une vraie sanie s'il venait de tel système, tandis qu'il ne l'est pas venant de tel autre.

Les symptômes que procure la présence de ce fluide sont encore différents. Dans le tissu cellulaire, il se manifeste par une pesanteur, une tension particulière; sur les surfaces muqueuses, il produit une irritation qui nous porte à nous en débarrasser comme dans le coryza. Jamais il ne séjourne impunément dans les os; il y cause une douleur particulière, et des accidents lorsqu'il ne s'épanche pas. Il est d'autres parties où il peut séjourner sans grand inconvénient. Après la pleurésie, un malade peut garder du pus dans sa poitrine, pendant long-temps, sans en éprouver un sentiment très pénible.

L'induration a été présentée par les anciens auteurs comme une terminaison de l'inflammation; mais elle fait rarement suite à cette maladie, et au lieu d'en parler nous traiterons d'une maladie beaucoup plus commune dans la terminaison de l'inflammation aiguë, c'est l'inflammation chronique; cette terminaison est la plus fréquente après la résolution et la suppuration, surtout pour les organes internes.

C'est une maladie où les parties enflammées présentent un aspect à peu près semblable, mais où les principaux symptômes, tels que la douleur, la chaleur, éprouvent une diminution sensible. Pour bien concevoir cette terminaison, nous en citerons quelques exemples.

Quelquefois l'inflammation du péritoine se termine ainsi : les symptômes inflammatoires diminuent, mais le ventre reste embarrassé, sensible à la pression, le vomissement a lieu de temps à autre, il y a tension et douleur obscures. Cela est encore commun dans les péripneumonies. L'inflammation, après avoir parcouru ses périodes, éprouve une rémittence vers la fin; les symptômes restent peu sensibles, mais le point de côté se soutient et s'oppose aux grands mouvements. Ordinairement cette maladie se termine par l'hydropisie, ou la phthisie. Dans le système muqueux, les affections inflammatoires chroniques sont extrêmement remarquables. Rien de plus commun que de voir le rhumatisme se tourner de l'aigu au chronique.

Il y a des différences essentielles entre ces deux espèces d'inflammations. Jamais les chroniques ne se compliquent, parceque ces complications étant aiguës ne peuvent durer autant qu'elles. La terminaison des inflammations chroniques varie aussi suivant les systèmes; dans le séreux, c'est presque toujours par l'hydropisie; dans le poumon, c'est par la phthisie; dans les membranes muqueuses, par la dysenterie. Il est assez ordinaire que le malade périsse.

L'inflammation peut encore se terminer par d'autres maladies, telles que le stéatôme, etc. Mais il n'y a pas sur cet article de données assez nombreuses pour en parler. Enfin la dernière terminaison est la gangrène. Elle présente aussi des différences suivant les systèmes. Il en est où elle ne se rencontre jamais, par exemple, dans les cartilages, les nerfs, les os; d'autres y sont plus disposés, comme le tissu cellulaire, les membranes muqueuses, les séreuses et la peau. Cette terminaison peut être déterminée par deux causes différentes : par la nature, ou par l'excès de l'inflammation.

L'inflammation qui porte un caractère adynamique se termine souvent par la gangrène; mais ceci est subordonné à l'influence générale ou locale de la complication. Dans le deuxième cas, il y a gangrène. Ainsi on ne l'observe point dans la péripneumonie putride; mais quand la complication est locale, souvent la partie se putréfie, comme dans le charbon. Cette complication est extrêmement variable dans son intensité. Quelquefois elle mortifie subitement la partie; d'autres fois cette putréfaction n'a pas lieu.

Quelquefois, quand la vie est trop active dans la partie, la gangrène survient aussi. Cet accident est plus à craindre dans les campagnes que dans les villes. Du reste, il faut bien distinguer la gangrène d'avec la putréfaction, à laquelle les antiseptiques ne s'opposent point.

CHAPITRE V.

MALADIES DU SYSTÈME SÉREUX.

Nous avons remarqué que les divers systèmes de l'économie, dans quelques endroits qu'ils se rencontrent, présentent toujours des maladies analogues. Or, il est assez indifférent de commencer par tel ou tel de ces systèmes. Nous choisirons celui dont les affections sont les plus connues. Le système séreux, le glanduleux, le muqueux, viennent les premiers.

Le système séreux est, comme on sait, composé d'un certain nombre de membranes qui tapissent l'extérieur de plusieurs organes. Elles forment un sac sans ouverture, et présentent deux surfaces, dont l'une, lisse et polie, se correspond à elle-même, et dont l'autre adhère à l'organe enveloppé et aux parties voisines. Ces membranes sont spécialement composées de tissu cellulaire, d'absorbants, et d'exhalants, ce qui leur donne la plus grande analogie avec le tissu cellulaire, dont elles sont néanmoins distinctes par leurs affections. Dans l'état sain, elles ne jouissent point de la sensibilité animale; dans l'état inflammatoire, elle y existe au plus haut degré. Elles suivent dans leurs développements les progrès des organes qu'elles entourent.

Les maladies de ce système, comme celles des autres, se rapportent à deux classes générales, les essentielles et les symptomatiques. La première des affections essentielles de ce système est l'inflammation.

ARTICLE I.

DE L'INFLAMMATION DES MEMBRANES SÉREUSES.

Peu de systèmes, si ce n'est le muqueux et le celluleux, sont plus fréquemment attaqués d'inflammation que le séreux; mais toutes les membranes qui le composent n'en sont pas également susceptibles; tel est leur ordre sous ce rapport : la plèvre, le péritoine, le péricarde, la tunique vaginale et enfin le plus rarement l'arachnoïde.

Les causes de l'inflammation sont ici extrêmement variées : en général nous n'aurons jamais égard aux causes éloignées ; les prochaines sont surtout la suppression de la transpiration, ce qui a surtout lieu pour la plèvre et le péritoine. Ces causes agissent, non sur la membrane qui en sera affectée, mais sur l'organe voisin. Quand une fois la maladie est développée, voici les caractères qui la distinguent : d'abord le début s'accompagne de tous les phénomènes généraux : fièvre, frissons, sueur ; en général il est singulièrement variable. L'invasion extrêmement rapide se manifeste par une douleur excessive de la partie, comme on le voit dans la pleurésie. Dans aucun système elle n'est aussi vive ; les périodes se parcourent avec une rapidité étonnante ; au bout de trois ou quatre jours la maladie est jugée : de plus, la fièvre concomitante de toute affection un peu grave est ici très intense ; le danger est toujours plus manifeste. Cette inflammation influe aussi sur l'état des organes où la membrane se développe ; du reste ces symptômes varient singulièrement.

Quant à l'état des surfaces séreuses enflammées, il est difficile de le déterminer dans l'état de vie. Néanmoins dans l'opération de la hernie, et dans quelques expériences sur les chiens, la membrane péritonéale a été aperçue dans l'état d'inflammation ; elle était alors extrêmement rouge. Quant à la tuméfaction, elle n'est pas sensible, et ce n'est tout au plus qu'un épaississement de la membrane.

L'inflammation se comporte dans ce système comme partout ailleurs, à l'exception des adhérences qui lui sont exclusives. Ce phénomène tient sans doute à ce que, dans les membranes séreuses, l'inflammation supprime pendant un temps considérable le fluide qui s'exhalait auparavant, ce qui donne aux deux faces de ces membranes le temps de contracter adhérence. Cette terminaison accompagne presque toujours celle par résolution. Ces adhérences sont de deux sortes : les unes ont pour moyen d'union une espèce de matière albumineuse en forme de fausse membrane; les adhérences proprement dites sont celles où les deux membranes semblent s'identifier à leur surface.

Toutes les membranes séreuses ne sont pas également sujettes à cette adhérence. La plèvre présente ce phénomène sur les deux tiers des cadavres ouverts dans les amphithéâtres. Vient ensuite le péritoine, qui quelquefois adhère au diaphragme et au foie, rarement aux intestins; puis viennent successivement le péricarde, la tunique vaginale, et l'arachnoïde.

On voit par cette échelle que les plus susceptibles d'inflammation présentent le plus souvent des adhérences. Il y en a quatre espèces : dans la première, les deux portions sont tellement unies que l'on ne peut les distinguer. Le péricarde, qui s'est trouvé dans ce cas, a fait naître par là des doutes sur son existence. Dans la deuxième espèce, les membranes sont unies d'une manière beaucoup plus lâche; dans la troisième, il y a une foule de petits prolongements fibreux qui passent d'une surface à l'autre. Dans la quatrième, ce sont aussi des brides, mais plus larges, plates, et disposées de manière qu'on les croirait naturelles. Peut-on reconnaître pendant la vie ces sortes d'adhérences? Les auteurs ont bien indiqué comme signe la persistance de la douleur, mais elle n'indique que le reste de l'inflammation, qui dure plus ou moins long-temps. Du reste cette affection est la plupart du temps sans danger.

Un autre mode de terminaison de l'inflammation des membranes séreuses, c'est la suppuration. Certains signes la font reconnaître. Quand la maladie passe le sixième ou huitième jour, que le malade ressent une pesanteur locale, on présume alors que la suppuration est formée. Il est assez rare de ne trouver alors dans les membranes séreuses qu'un fluide exhalé pur; ordinairement il est mêlé d'une matière albumineuse qui lui donne l'aspect d'une sérosité lactescente; d'autres fois on rencontre des flocons plus ou moins gros qui surnagent, comme dans la fièvre puerpérale. Quelquefois enfin, chez les enfants morts de l'inflammation de la plèvre, on trouve une matière absolument analogue au pus. On trouve encore, mais rarement, une espèce de fausse membrane, produit d'une matière albumineuse plus concrète que dans l'état naturel. Enfin le fluide séreux dégénère quelquefois tellement qu'il prend une couleur et une odeur répugnante, comme on le voit quelquefois à la suite des inflammations du bas-ventre. Ces divers fluides peuvent séjourner plus ou moins long-temps sur leurs surfaces respectives; il en est quelquefois qui datent de six mois d'existence. Dans l'inflammation chronique d'une membrane séreuse, ordinairement l'organe subjacent est affecté, tandis que dans l'aigu il ne l'est jamais. Du reste, la suppuration de ces membranes est toujours extrêmement funeste. Ordinairement la mort les termine. Cependant quelquefois la résolution se fait, mais rarement.

La gangrène est une autre terminaison bien plus rare que les autres. L'endroit où elle arrive le plus souvent est au péritoine; même à l'ouverture des cadavres, cette membrane ne se trouve que rouge. La couleur noire d'ailleurs n'indique pas toujours la gangrène.

ARTICLE II.

DE L'INFLAMMATION CHRONIQUE DES MEMBRANES SÉREUSES.

Une autre terminaison de l'inflammation aiguë dans les membranes séreuses, c'est l'inflammation chronique appelée par les anciens induration. Il est peu de tissus où elle soit plus commune. Il serait difficile de déterminer par les symptômes le passage de l'état aigu au chronique, parceque leur rémittence est trop peu sensible. Telle terminaison prolonge la maladie jusqu'au quarantième ou cinquantième jour, quelquefois même jusqu'à trois ou quatre mois. Ces époques sont très variables, et par là impossibles à déterminer précisément.

Les inflammations chroniques des membranes séreuses ne succèdent pas toujours à l'inflammation aiguë; elles peuvent être produites par une répercussion subite et imprudente, de même que par l'affection d'un organe voisin. On a vu aussi une membrane communiquer son affection à une autre, comme le péritoine à la plèvre. Cependant cette simultanéité d'affections est rare dans ce système, et d'autant plus que les parties qui le forment sont rarement voisines. Dans les autres, au contraire, ce phénomène est beaucoup plus commun. Souvent un catarrhe des fosses nasales s'étend à toutes les membranes muqueuses, qui, par communication, tapissent l'estomac, le poumon, etc.

Du reste, les effets de ces inflammations lentes dans les membranes séreuses sont une douleur sourde et des symptômes analogues qui les ont souvent fait méprendre, parcequ'autrefois les médecins n'avaient égard qu'à l'hydropisie qu'elles produisent. Toujours il y a plus ou moins de dérangement dans l'organe recouvert. Un effet marqué de ces inflammations, c'est une véritable hydropisie par exhalation augmentée. Quand ces hydropisies sont à leur dernier degré, il est souvent difficile de reconnaître d'où elles viennent, et de juger si elles sont produites par l'affection d'un organe voisin, ou par celle de la membrane. Il faut avoir recours aux circonstances commémoratives; car l'hydropisie symptomatique commence tout autrement que l'idiopathique. D'ailleurs, comme nous l'avons déjà dit, presque toujours dans celle qui dépend des organes, le tissu cellulaire est infiltré, tandis que dans l'autre, la sérosité se borne à la cavité de la membrane. Il en est de même pour les hydropisies enkystées.

Les fluides produits par l'inflammation chronique varient singulièrement dans leur quantité, leur consistance et leur couleur; rarement ils sont purs, presque toujours troubles, comme lactescents, etc. Un phénomène encore très ordinaire de ces affections, ce sont les hémorrhagies où le sang passe en nature dans les cavités séreuses : on les trouve alors pleines de sérosité rougeâtre, quelquefois en si grande quantité, qu'il paraît que le sang est pur, toujours fluide, et sans caillot. Comment cela peut-il se faire? C'est évidemment par les exhalants, car on n'aperçoit à la membrane aucune érosion. Cette hémorrhagie est donc manifestement passive, et il faut la ranger à côté de celles des membranes muqueuses. On trouve aussi quelquefois de ces hémorrhagies après les inflammations aiguës; mais les auteurs n'en ont point indiqué la cause.

Tels sont les principaux effets de l'inflammation chronique des membranes séreuses, qui finissent toujours par faire périr le malade plus ou moins tard.

A l'autopsie cadavérique, ces membranes sont en général un peu gonflées, épaisses de deux ou trois lignes; la douleur a été tantôt générale et tantôt partielle

ARTICLE III.

DES ÉRUPTIONS MILIAIRES DES MEMBRANES SÉREUSES.

Les membranes séreuses sont encore sujettes à d'autres affections essentielles, et qui leur sont exclusives. C'est d'abord une éruption miliaire, semblable à la gale, que les auteurs n'ont point envisagée d'une manière générale. Morgagni parle bien d'un péritoine couvert de ces pustules, mais il ne les considère que comme symptôme d'autres maladies. Souvent on en rencontre dans les amphithéâtres; elles se manifestent sur toutes les membranes séreuses, mais particulièrement sur le péritoine. Cette membrane alors est extrêmement rouge dans toute son étendue; mais de ce fond s'élèvent de petits tubercules extrêmement variables dans leur volume et dans leur figure. On les trouve pleins d'une substance stéatomateuse, et ils sont presque toujours accompagnés d'hydropisie. Quelques uns les ont pris pour une entérite chronique; peut-être n'est-ce qu'une variété de l'inflammation. D'ailleurs, on n'a pas encore assez comparé sur cet article l'observation des symptômes avec l'autopsie cadavérique.

Un nègre affecté de dévoiement considérable le fit passer au moyen d'un lavement répercussif. Depuis ce temps, douleur vive, ténesme, hydropisie du péritoine, météorisme des intestins et douleur vive de l'abdomen. Les selles se rétablirent, et les selles étaient naturelles; il n'y avait point d'infiltration des membres. On jugea qu'il existait une inflammation chronique. Les purgatifs et les diurétiques furent administrés pour rétablir le dévoiement; mais l'hydropisie ne diminua point, le malade s'affaiblit et mourut assez promptement. A l'ouverture du cadavre on trouva les organes abdominaux sains, mais le péritoine était couvert d'éruptions miliaires pleines de sérosité mêlée de flocons blanchâtres. On ignore la nature de ces éruptions et leur cause. Quelques uns ont dit que la gale, la petite-vérole, pouvaient se répercuter ainsi.

ARTICLE IV.

DES TACHES ET DE L'OSSIFICATION DES MEMBRANES SÉREUSES.

Il existe quelques autres affections particulières aux membranes séreuses, mais elles sont bien peu communes. Le péricarde est quelquefois couvert de taches blanchâtres sur sa partie cardiaque. On dirait qu'elles sont inhérentes à la membrane, mais on peut les enlever à volonté; du reste elles ne présentent aucun symptôme maladif, et on les rencontre dans les sujets sains comme dans les cas pathologiques : cette affection est exclusive au péricarde.

L'ossification dans les membranes séreuses est un phénomène extrêmement rare; d'ailleurs il n'est aucun signe pathognomonique qui puisse l'indiquer dans l'état de vie. Quelquefois la surface de la rate devient entièrement cartilagineuse, mais alors le péritoine n'y est pour rien.

Les auteurs ont encore parlé de vers amassés dans l'intérieur des membranes; mais soit qu'ils en aient imposé, soit que l'ouverture des cadavres ait été faite lors de leur putréfaction, l'inspection cadavérique n'a jamais rien montré de semblable aux modernes.

Il est encore d'autres affections des membranes séreuses, qui présentent des phénomènes particuliers, telle est celle du péritoine, observée sur un homme dont la maladie primitive ne fut pas connue, et dont le ventre, très distendu, offrait du côté droit une tumeur considérable. On la prit pour un stéatôme du foie, et l'on donna les apéritifs. Le malade mourut peu de jours après la ponction que l'on fut obligé de faire. A l'ouverture on trouva le péritoine couvert de tubercules remplis d'une substance gélatineuse ayant le caractère de l'albumine. On ne connaît point d'observation semblable dans les auteurs.

ARTICLE V.

DES AFFECTIONS SYMPATHIQUES DES MEMBRANES SÉREUSES.

Dans cette espèce, les hydropisies sont les plus communes. Il y en a de deux sortes : les unes produites par l'affection de l'organe recouvert, comme dans l'hydro-sarcocèle, l'ascite, etc.; les autres causées par une affection générale ou une maladie organique qui influe sur tout le système, comme dans la phthisie, l'affection du foie, de la matrice, de la rate. Il ne faut point regarder ces terminaisons des maladies organiques comme exclusives aux membranes séreuses; elles sont générales, et produites par la faiblesse de toute l'économie. Alors, non seulement les exhalations séreuses sont passives, mais encore les sécrétions muqueuses qui causent le dévoiement colliquatif, l'exhalation cutanée qui produit la sueur froide, et les hémorrhagies du nez, de l'anus, etc., qui sont les résultats de cette disposition pathologique.

Du reste, toutes les membranes séreuses ne sont pas également sujettes à ces hydropisies symptomatiques; c'est le péritoine d'abord, puis la plèvre, et enfin le péricarde, qui en sont le plus communément le siége. Quant à l'arachnoïde, elle n'en contient presque jamais.

Dans les diverses inflammations aiguës, les membranes séreuses deviennent-elles le siége d'une exhalation plus abondante? On pourrait le conclure par analogie de la peau, mais rien n'est encore certain à cet égard, par le peu d'ouvertures cadavériques qui n'ont pu l'attester.

ARTICLE VI.

DES MALADIES DE LA PLÈVRE.

De la pleurésie.

Quelle que soit la cause qui la produit, l'inflammation est la maladie la plus fréquente de cette membrane. Peut-être est-elle due au voisinage du poumon, qui se trouve sans cesse en contact avec l'air; peut-être doit-on l'attribuer souvent aussi à une transpiration supprimée. Quelle qu'en soit la cause éloignée, elle se manifeste par un frisson plus ou moins long, auquel succède une chaleur vague, une lassitude générale, un point de côté très vif, qui survient quelquefois subitement, et d'autres fois ne paraît qu'au bout de vingt-quatre heures. En deux ou trois jours la maladie a atteint son état. Voici quels en sont les symptômes :

Ceux de la plèvre elle-même sont une douleur pongitive, très aiguë, qui a son siége tantôt en avant, tantôt en arrière, mais le plus souvent latéralement. Cette douleur augmente à chaque forte inspiration, ce qui cause de la toux. Souvent la pression exercée avec le doigt est douloureuse. Quelquefois ce phénomène en a imposé aux médecins, qui ont cru voir une pleurésie rhumatismale. Le malade se couche difficilement du côté affecté.

Le poumon se ressent bientôt de cette affection; une toux plus ou moins fréquente se manifeste. La sécheresse a été donnée comme un signe de la vraie pleurésie ; cependant souvent elle est humide, surtout vers les derniers jours, où le malade crache plus ou moins. Les crachats sont d'abord sanguinolents , mais à la fin ils deviennent purs. La respiration est embarrassée, mais autrement que dans la péripneumonie; car ici la forte inspiration est possible quoique douloureuse.

Quant aux caractères généraux, la rougeur de la face varie singulièrement. Quelquefois les pommettes sont rouges, d'autres fois elles ne sont point changées de couleur; dans la péripneumonie, pour l'ordinaire, cette rougeur est constante. Le pouls, fort, plein, est quelquefois inégal du côté malade. Les premières voies sont presque toujours en bon état, et quand il se présente des phénomènes gastriques, c'est une complication et non un symptôme. L'état des sécrétions et des exhalations varie singulièrement; quelquefois elles diminuent au commencement et augmentent vers la fin. Les forces sont peu abattues.

D'après ces symptômes, on pourra distinguer la pleurésie d'avec la péripneumonie, pour peu que la plèvre et le poumon soient enflammés isolément. En lisant ce qu'ont écrit les auteurs à ce sujet, on voit que plusieurs ont pris pour symptômes ce qui n'était que l'effet de la mort, savoir l'engorgement du poumon. Ils n'ont pas su distinguer la consistance toute différente qu'il acquiert par l'inflammation d'avec la simple infiltration sanguine.

Les caractères essentiels qui distinguent la péripneumonie d'avec la pleurésie sont, dans la première, la rougeur constante de la face, quelquefois même une teinte livide, qui est d'un mauvais présage. Dans cette affection, la forte inspiration est impossible, tandis que dans la pleurésie elle n'est que très douloureuse. La pression extérieure, toujours très sensible dans la dernière, est presque nulle dans la première. La percussion donne un son obscur dans la péripneumonie; le caractère de la douleur est plus vif dans la pleurésie, plus sourd dans la péripneumonie.

Il est des cas où ces deux maladies se compliquent; alors il en résulte des symptômes mixtes.

L'inflammation de la plèvre se termine comme dans les autres membranes séreuses. Si c'est par résolution, c'est au sixième, septième, huitième ou neuvième jour, alors il y a rémission marquée, crachats plus abondants. Souvent il survient une évacuation critique, telle qu'une sueur abondante, une hémorrhagie, etc., mais surtout une expectoration. D'autres fois il s'opère une métastase; la douleur se porte à l'épaule ou ailleurs, et c'est alors un rhumatisme. En général, le plus grand nombre des malades conservent une douleur plus ou moins obscure qui va jusqu'au quinzième ou vingtième jour: c'est un reste d'inflammation qui disparaît peu à peu. Une autre terminaison fréquente, ce sont les adhérences dont nous avons déjà parlé.

Il est presque impossible de déterminer d'abord

si la plèvre contient de la suppuration. Les auteurs ont cependant donné une foule de signes à cet égard : d'abord, c'est la tendance du malade à se coucher du côté affecté, tandis que dans le commencement c'était tout le contraire. La percussion est surtout un des meilleurs moyens ; il faut l'exercer dans tous les sens. Un autre signe dont les auteurs n'ont pas parlé, c'est la pression abdominale : en pressant la région épigastrique les malades éprouvent un sentiment de suffocation. Quand ces trois symptômes se réunissent, on peut conclure pour l'épanchement. Il y a d'autres signes, tels que le réveil en sursaut, la couleur plombée de la face, le bruit qu'entend le malade, et la dilatation plus grande de la poitrine du côté affecté, l'ondulation d'un fluide, etc.

Quoi qu'il en soit, les malades périssent presque toujours par suite de ces collections de pus. A l'ouverture du cadavre, on trouve un pus qui varie, comme nous l'avons dit ; mais il s'opère souvent des dérangements locaux dans les parties. Quelquefois le poumon du côté affecté perd beaucoup de son volume et va au fond de l'eau ; quelquefois le cœur est refoulé en devant, et présente des battements comme dans l'anévrysme ; souvent il y a saillie de l'hypochondre du côté malade.

Des inflammations chroniques de la plèvre.

Les inflammations chroniques de la plèvre sont celles que l'on connaît le mieux. Comme les inflammations de cette membrane aiguës, elles sont totalement distinctes de celles du poumon. Il y a bien quelques phénomènes communs, tels que la toux, mais elle offre dans l'un et l'autre cas des caractères différents. Dans la pleurésie aiguë, elle n'est point humide comme dans la phthisie; la douleur n'est pas susceptible de se déplacer; il n'y a pas de chaleur passagère des mains ni des pieds, point de sueurs nocturnes comme dans cette dernière. Il y a difficulté de se coucher d'un côté, presque toujours hydropisie locale, tandis que dans la phthisie l'hydropisie est générale.

La plèvre, comme les autres surfaces séreuses, peut aussi être le siége des éruptions miliaires, dont nous avons déjà parlé : elles se terminent ordinairement par un épanchement séreux plus ou moins trouble.

La plèvre peut encore contracter une inflammation chronique par le contact du poumon malade. Elle est aussi le siége d'hydropisies symptomatiques, plus particulièrement produites par l'affection du poumon et du cœur.

ARTICLE VII.

DES MALADIES DU PÉRICARDE.

Ces affections sont bien moins connues que celles de la plèvre, soit par leur rareté, soit que la disposition de la partie empêche que le diagnostic en soit éclairé.

L'inflammation du péricarde ne peut être révoquée en doute, puisque, après des symptômes manifestes d'inflammation, l'autopsie cadavérique a prouvé son altération. Il n'est cependant pas facile de la reconnaître, quoique les auteurs aient donné plusieurs moyens pour cela; ils sont si vagues que l'on ne peut y compter. Ainsi on a indiqué la violence de la fièvre, la douleur derrière le sternum, la défaillance, les lipothymies, et l'irrégularité du pouls. Tous ces signes peuvent appartenir en partie à l'inflammation du poumon.

Quant aux terminaisons de la péricardite, elles ont lieu comme dans toutes les autres membranes enflammées : d'abord par résolution, souvent suivie d'adhérences, qui varient singulièrement, et sur lesquelles nous ne reviendrons pas. Ces adhérences ont-elles une influence marquée sur l'économie animale? Le cœur est-il gêné dans ses mouvements? Si l'on consulte l'analogie, l'on verra que les adhérences n'empêchent pas l'action du poumon. Cependant certaines observations sembleraient prouver qu'il en est résulté des accidents, tels que des défaillances et l'irrégularité du pouls, qui, allant toujours en croissant, ont déterminé la mort du malade. La seconde terminaison des inflammations du péricarde, c'est la suppuration; elle s'y trouve sous diverses formes. Il est difficile de connaître l'époque de sa formation : on ne peut en juger que quand elle est déjà considérable. Les signes donnés par les auteurs sont encore très vagues. C'est un sentiment de pesanteur, d'anxiété, dans la région précordiale; du côté du cœur, intermittence, irrégularité du pouls, difficulté de se coucher horizontalement : phénomènes communs à l'hydropisie de poitrine. Dans ces deux cas, le liquide refoulant les organes vers le haut, en empêche la libre fonction. Les symptômes généraux sont ceux des épanchements; cependant il en est un particulier, c'est la pression de l'épigastre qu'on a déjà employée avec avantage.

Quant au fluide que l'on trouve dans le péricarde, il varie singulièrement : tantôt ce sont de fausses membranes qui unissent les deux surfaces, ou présentent un aspect lisse ou raboteux du côté du fluide; tantôt c'est un fluide avec des flocons lactescents.

Le fluide est aussi en plus ou moins grande

quantité; de sorte que le péricarde se trouve plus ou moins distendu. Quelquefois il détermine son épaississement : Freind l'a vu de l'épaisseur d'un pouce, et même de quatre.

La gangrène du péricarde est extrêmement rare, quoique Lieutaud en ait cité des exemples. Il y a encore les hydropisies symptomatiques, causées par l'affection du cœur, et qui souvent résultent d'une affection générale.

ARTICLE VIII.

DES MALADIES DU PÉRITOINE.

Les affections du péritoine sont extrêmement communes, et cependant les auteurs qui en ont traité ont rempli leurs ouvrages d'incertitudes, ce qui vient évidemment du défaut d'autopsies cadavériques. Ils ont parlé de l'affection isolée de chaque portion de cette membrane, du mésentère, de l'épiploon, etc., tandis que la plupart du temps l'affection s'étend à toute sa surface, phénomène commun à toutes les membranes séreuses, comme nous l'avons déjà dit.

De la péritonite.

Les auteurs n'ont presque pas parlé de l'inflammation du péritoine en général; ils se sont seulement attachés à l'affection isolée de l'estomac ou des intestins, à laquelle ils ont donné des noms différents.

L'inflammation du bas-ventre, considérée en général, a essentiellement son siége à la surface du péritoine. Cette propagation semble cependant contraire à un phénomène assez commun dans cette maladie, c'est la douleur locale dont se plaignent les malades. Nous ne chercherons point à rendre compte de ce phénomène; nous nous contenterons d'observer qu'il est analogue à beaucoup d'autres dans l'économie, tels que dans la pleurésie, où le malade se plaint de point de côté, dans la phthisie, où il ressent une douleur tantôt au dos, tantôt derrière le sternum.

La péritonite est remarquable par les caractères suivants, dont les premiers appartiennent au péritoine, les deuxièmes aux organes gastriques, et les derniers à toute l'économie.

D'abord, pour le péritoine, quand la maladie est parvenue à son état, le ventre devient très douloureux, surtout par la pression; mais cette douleur est toute différente de celle de la dysenterie aigüe. Dans cette dernière, il n'y a point cette grande douleur à l'abdomen; il y a excrétion muqueuse, abondante et sanguinolente. Dans la péritonite, le malade est toujours couché sur le dos; toute autre position le fait souffrir. Les auteurs citent quelques exemples de ces maladies, où les symptômes n'ont presque pas été sensibles, et dans lesquels cependant on a trouvé tous les symptômes de l'inflammation à l'ouverture du cadavre. La tension des hypochondres est toujours plus ou moins grande; souvent le météorisme des intestins distend le bas-ventre, disposition qui établit une différence tranchante entre la péritonite et la dysenterie; le tissu cellulaire sous-jacent se trouve un peu gonflé.

Le symptôme le plus fréquent qui résulte des organes voisins est le vomissement, qui n'est point alors produit par la saburre, mais par un effet purement sympathique; quelquefois le dévoiement survient par la même cause, comme dans la fièvre puerpérale.

Quant aux symptômes généraux, le pouls est faible, déprimé; pour les exhalations et les sécrétions, elles varient singulièrement, et à cet égard on a peu de caractères certains donnés par les nosologistes qui ont traité de cette maladie.

Du reste, cette affection peut se compliquer d'embarras gastrique ou d'adynamie; alors la langue est peu noire, mais la prostration est extrême et l'haleine fétide.

La péritonite parcourt ses périodes avec beaucoup de rapidité. La terminaison se fait comme ailleurs, et la résolution, qui est toujours désirable, entraîne toujours des adhérences. Elles n'ont pas lieu dans toutes les parties; rarement les intestins grêles en sont le siége. Elles sont communes à la convexité du foie, de la rate, à la première courbure du duodénum, à celle du colon, etc. Du reste, ces adhérences ne portent aucun préjudice aux fonctions. Quelquefois on en a cependant vu de funestes effets, tels qu'une anse d'intestins adhérente au mésentère et étranglée par une bride.

Une autre terminaison est la suppuration; elle arrive toujours quand le malade succombe; mais il est impossible de déterminer l'époque de sa formation. La nature du liquide peut offrir toutes les variétés dont nous avons parlé en traitant de la suppuration des membranes séreuses en général : il est rare d'y rencontrer de fausses membranes. Quant à la terminaison par gangrène, de toutes les membranes séreuses, le péritoine en est le plus susceptible : elle y est cependant assez rare; alors le pus est grisâtre et très fétide.

Le plus souvent la péritonite se termine en inflammation chronique; les symptômes, au lieu de disparaître, ne font qu'éprouver une rémission sensible : il y a des vomissements de temps à autre; la douleur semble avoir des intermittences, et il est certains moments où le malade ne souffre point. Alors il y a assez ordinairement de la constipation, ce qui est bien différent de l'inflammation chronique des membranes muqueuses, qui entraîne un dévoiement continuel.

L'inflammation du péritoine se termine constamment par une hydropisie exclusive à cette membrane. Le dévoiement chronique se termine aussi par un épanchement; mais c'est alors une hydropisie générale. On ne peut donc encore, sous ce rapport, confondre l'affection du péritoine avec celle de la membrane muqueuse des intestins.

L'autopsie cadavérique, dans ce qu'on appelle faussement entérite chronique, présente plus ou moins d'eau épanchée, contenant des flocons albumineux: le paquet des intestins grêles semble quelquefois adhérent, mais ils ne sont unis que par une portion albumineuse plus concrète. Les inflammations chroniques du péritoine peuvent aussi se compliquer d'éruptions miliaires, comme celles de la plèvre. Elles sont quelquefois du volume d'une petite noix. Il les faut bien distinguer des petits stéatômes qui se développent quelquefois dans le mésentère : du reste, elles n'entraînent aucun accident.

De la fièvre puerpérale.

Les médecins ont considéré la fièvre puerpérale, maladie si commune après l'accouchement, comme une affection générale, et en conséquence ils l'ont classée suivant les divers caractères qu'elle a présentés. Nous n'aurons égard dans son examen qu'à ce qu'elle offre durant l'état de vie, et à ce que l'on trouve après la mort. Si la fièvre, qui est constante dans ce cas, a été prise pour la maladie principale, du moins l'affection du péritoine peut être regardée comme un symptôme essentiel.

La fièvre puerpérale varie dans l'époque de son éruption, et c'est en général depuis le second jusqu'au douzième jour qui suit l'accouchement qu'elle se manifeste. Cette invasion s'accompagne de phénomènes toujours variables. D'abord, suppression ou diminution des lochies; souvent de fortes coliques; il est alors difficile de distinguer à quoi elles appartiennent. Une fois caractérisée, voici quels en sont les signes. D'abord, pour ce qui concerne le péritoine, douleur abdominale, tantôt vers les lombes, tantôt vers l'épigastre, quelquefois dans toute l'étendue du péritoine. Le caractère de cette douleur est exclusivement propre aux membranes séreuses. La femme reste couchée sur le dos. Cependant il y a quelquefois de la rémittence dans les douleurs, comme nous l'avons vu à l'article de la péritonite. A l'ouverture du cadavre, on trouve une affection réelle du péritoine.

Quant aux symptômes dépendants des organes voisins, le vomissement est presque toujours constant; tantôt il y a complication de saburre, tantôt c'est un simple hocquet. Quelques praticiens, trompés par ce symptôme, ont cru voir une affection simplement gastrique, tandis que c'est un effet purement sympathique. Dans beaucoup de cas, il y a un dévoiement marqué : c'est alors un assez mauvais présage. D'autres fois il y a constipation. Le ballonnement vient aussi souvent caractériser cette inflammation; il paraît qu'il n'est dû le plus souvent qu'au boursouflement du tissu cellulaire subjacent au péritoine; cependant le météorisme des intestins peut y être pour quelque chose.

Outre les phénomènes généraux ordinaires aux inflammations du péritoine, il en est de particuliers à la fièvre puerpérale : c'est la suppression des lochies, l'affaissement du sein causé par le défaut de sécrétion du lait. L'état du pouls varie. Quand l'affection est simple, il est peu caractérisé; mais quand elle se complique, il prend alors des caractères analogues à cette complication. La respiration est toujours un peu troublée : c'est un phénomène assez général dans les affections du péritoine, qui, refoulant le diaphragme en haut, rendent l'inspiration douloureuse. Les sécrétions et les exhalations varient; en général, dans chaque affection, on ne peut guère statuer les signes sur elles. La prostration des forces est extrême.

Enfin il y a quelquefois des transports cérébraux.

Les auteurs ont parlé d'une complication gastrique de la fièvre puerpérale; mais les symptômes en paraissent difficiles à saisir. L'adynamie l'accompagne bien plus souvent; alors prostration extrême, langue noire et fuligineuse, haleine fétide. La fièvre muqueuse se lie rarement avec elle.

La terminaison de la fièvre puerpérale varie. Les malades périssent souvent au bout de trois ou quatre jours; en général, ils vont jusqu'à huit ou dix. La mort est la terminaison la plus ordinaire dans cette fièvre, lorsque les symptômes sont très intenses. Quand les lochies coulent encore, que le lait est sécrété, que les symptômes diminuent, on peut espérer de sauver la malade. Les émolliens et l'ipécacuanha, qu'on avait beaucoup vantés, servent peu; les vésicatoires, dont le but est de détourner l'irritation, comme l'indication le prescrit, ne servent qu'à rendre la maladie chronique.

Les phénomènes cadavériques sont différents, suivant l'époque de la mort. Quand elle a été prompte, le péritoine est très peu rouge; cependant la douleur était excessive, le météorisme très grand, ce qui fait croire que le sang s'est échappé par les vaisseaux collatéraux. D'un autre côté, on trouve ordinairement une humeur lactescente, ou contenant des flocons blanchâtres, d'une nature particulière. Quant à la matrice, on a peu de termes de comparaison pour juger de l'état où elle se trouve alors. Ce qu'on a observé, c'est qu'elle se putréfiait beaucoup plus tôt que dans toute autre affection. Quand la malade n'a succombé qu'au bout de trente jours, alors le péritoine est enflammé.

Quelques auteurs ont pris pour du lait épanché la sérosité lactescente que l'on trouve alors dans cette membrane; mais rien de plus vague que cette opinion.

La terminaison par résolution s'observe rarement. Dans les fièvres puerpérales bien tranchées, on a indiqué diverses crises par lesquelles elle se terminait. Quant à la nature de cette maladie, tout le monde est maintenant d'accord que c'est une affection locale; la fièvre qui l'accompagne n'est que symptomatique.

Quelquefois l'inflammation devient chronique; alors les symptômes de la fièvre puerpérale cessent, et tout revient au caractère de la péritonite aiguë.

Les auteurs ont traité en particulier des affections locales du péritoine; mais il est rare que son inflammation ne soit pas générale; elle peut d'ailleurs commencer à tel endroit, en vertu de l'affection primitive de l'organe abdominal recouvert. Rien de plus commun, dans les divers auteurs, que des articles destinés à traiter en particulier les inflammations séreuses de la vessie, de l'estomac, etc. Ils y ont été d'autant mieux trompés, qu'ils ont pris pour symptômes des signes qui, quoique locaux en apparence, désignent cependant l'affection générale.

Des affections symptomatiques du péritoine.

La phlogose du péritoine est souvent un symptôme d'autres maladies, comme dans la plupart des fièvres essentielles, où le ventre se tend, devient douloureux pendant deux ou trois jours, puis revient à son état naturel. Peut-être est-ce par une éruption symptomatique à la surface du péritoine, comme quelquefois il en survient à la peau; ce qui le ferait croire, ce sont les fréquentes adhérences que l'on rencontre dans beaucoup de cadavres.

La maladie symptomatique du péritoine la plus commune est l'ascite, quoique les médecins l'aient regardée long-temps comme une maladie essentielle. Quelquefois, comme nous l'avons vu, cette hydropisie vient à la suite de l'affection chronique du péritoine; mais, le plus souvent, elle est causée par l'affection organique d'un viscère abdominal; elle l'est fréquemment par le foie, souvent aussi par la rate, la matrice, rarement par le rein.

Elle peut venir aussi à l'occasion de la lésion d'un viscère situé hors de l'abdomen. Dans ces affections organiques, l'hydropisie est générale, tandis que dans la péritonite chronique elle est bornée à la cavité abdominale, comme nous l'avons dit.

Dans le premier cas, le fluide, plus ou moins abondant, est limpide et transparent; plusieurs des plis du péritoine s'effacent, et donnent à sa cavité une ampleur extrême. Le conduit intestinal reste libre et flottant, sans aucune adhérence apparente, comme dans la péritonite chronique. Cette quantité de fluide agit différemment dans les diverses parties; du côté de la poitrine, elle refoule le diaphragme et empêche la respiration. La peau de la partie antérieure est uniformément tendue comme une outre. Le foie est aplati ou convexe, suivant que la base de la poitrine s'élargit ou se resserre.

Quoique cette maladie ne soit point essentielle, cependant il est certains cas où elle développe des caractères qui lui sont propres. Dans une affection du foie, tant que l'hydropisie ne s'est pas manifestée, certains symptômes ne se développent pas; mais on les aperçoit dès qu'elle commence à paraître. L'état des sécrétions et des exhalations est surtout influencé; alors les urines sont en petite quantité et briquetées, la peau est sèche, écailleuse, par défaut de transpiration insensible. La nutrition se fait mal, il y a marasme. L'état du pouls appartient toujours à l'organe affecté.

ARTICLE IX.

DES MALADIES DE LA TUNIQUE VAGINALE.

Tous les auteurs, qui ont beaucoup parlé de son hydropisie, n'ont dit que peu de choses de son inflammation; cependant elle est réelle, mais moins fréquente que dans les autres membranes séreuses : son adhérence en prouve l'existence. Dans le cas de l'opération de l'hydrocèle par injection, cette adhérence est absolument analogue à celle du péricarde sur le cœur. Quand cette inflammation devient chronique, alors l'hydrocèle est fréquente. Il peut se faire à sa surface des éruptions miliaires, comme Morgagni l'a vu.

L'hydrocèle proprement dite est toujours idiopathique, et l'épanchement se fait ordinairement au-devant du testicule, en sorte que cet organe se trouve derrière, et les vaisseaux spermatiques en dedans.

ARTICLE X.

DES MALADIES DE L'ARACHNOÏDE.

L'arachnoïde est une membrane essentiellement séreuse, extrêmement fine. Quoiqu'elle semble en apparence différer beaucoup des autres, elle en est rapprochée par tous les attributs qui la caractérisent.

De la phrénésie.

L'affection la plus commune de la membrane arachnoïde est son inflammation. Les auteurs en ont distingué deux espèces : l'une, qu'ils ont dit être superficielle et comme érysipélateuse; l'autre, plus intérieure, qu'ils ont nommée phlegmoneuse. Cette division n'est pas admissible, car de toutes les parties que contient le crâne, l'arachnoïde seule peut s'enflammer; jamais on n'a trouvé la substance du cerveau phlogosée, et la dure-mère, par sa structure fibreuse, n'est pas susceptible de le devenir. En effet, toutes les ouvertures de cadavres prouvent cette disposition, par la situation constante de la sérosité purulente à la surface du cerveau.

L'inflammation de l'arachnoïde peut être produite par deux causes : la première embrasse les lésion sexternes, la seconde comprend les affections spontanées.

Les causes externes qui agissent sur le crâne, quand elles déterminent l'inflammation de l'arachnoïde, produisent les mêmes phénomènes que ceux que l'on remarque dans la phlegmasie spontanée. Comme on le voit, cette division ne peut être établie que sous le rapport de la cause. Quant à la phrénésie spontanée, tous les auteurs en ont parlé, mais ils n'en ont pas connu le véritable siége. Dans cette maladie, comme dans toutes les autres de la même espèce, il y a d'abord douleur dans la partie; les facultés intellectuelles sont troublées, phénomène général à toutes les affections cérébrales; ici il n'est que sympathique. Ce trouble varie singulièrement. Dans tous les cas, les passions sont exaltées, la fureur s'ensuit, il y a agitation continuelle. Quelques auteurs ont distingué l'inflammation superficielle d'avec la profonde, par la tendance plus ou moins grande au sommeil; mais l'ouverture cadavérique n'a point justifié cette opinion.

La terminaison de la phrénésie est ordinairement funeste; la mort arrive au bout de trois ou quatre jours. On trouve un fluide séreux, blanchâtre, répandu dans la cavité de l'arachnoïde, à la surface du cerveau. Rarement les ventricules participent à l'inflammation, quoiqu'ils s'intéressent dans l'hydropisie.

Quant à la résolution, elle est en général très rare; et, en supposant qu'elle ait lieu, rarement il se forme des adhérences. Il ne faut pas regarder comme telles des prolongemens qui forment des gaînes à tous les vaisseaux qui traversent la dure-mère et le cerveau.

Quoique les auteurs aient parlé de la gangrène, cependant cette terminaison n'a jamais lieu.

On sait des cas où la phrénésie est dégénérée en inflammation chronique; tel est celui d'un enfant chez lequel l'hydrocéphale survint à la suite d'une inflammation aiguë de l'arachnoïde. On trouve dans Morgagni quelques observations analogues.

De l'hydrocéphale.

Une autre maladie essentielle de l'arachnoïde est l'hydrocéphale, ou amas d'eau dans sa cavité. Cet amas peut se faire dans deux endroits différens, dans les ventricules, ou à la surface du cerveau. La maladie semble provenir de deux causes, ou de l'affection de la surface interne de la membrane, ou d'un vice des exhalants de cette même surface, et alors on n'aperçoit aucune altération. Cette disposition lui est commune avec la tunique vaginale.

Quoi qu'il en soit du siége et de la cause, le volume de la tête est toujours considérable, et d'autant plus que l'enfant est dans l'âge le plus tendre. Le volume énorme du crâne est le premier signe de la maladie; ordinairement le dérangement des facultés intellectuelles s'y joint. Les altérations organiques sont différentes suivant le siége de l'amas; quand il est dans les ventricules latéraux, alors la substance cérébrale se trouve pressée de bas en haut, et dans ce cas presque toujours on trouve les circonvolutions effacées.

Quand l'eau est épanchée à la surface, les choses sont en sens inverse, et le cerveau est pressé de haut en bas. Si alors les os se rompent dans le sein de la mère, tout le fluide s'écoule et le cerveau sort avec lui; c'est ce qui constitue les *acéphales*.

Dans ces deux cas, la voûte du crâne prend une ampleur extraordinaire, tandis que la base ne se dilate nullement; les membranes qui unissent les grands os plats s'alongent et s'accroissent en proportion.

Le fluide est en général limpide, transparent; rarement il pénètre dans la colonne vertébrale; l'origine des nerfs ferme la communication.

Des affections symptomatiques de l'arachnoïde.

Les affections symptomatiques de cette membrane la font différer de celles de son espèce. Elle ne devient le siége d'hydropisie qu'à l'occasion de l'affection d'un organe voisin, tel qu'un fongus de la dure-mère, une affection propre de la substance du cerveau, etc. Dans la plupart des fièvres ataxiques, il y a aussi épanchement; mais est-il alors l'effet ou la cause de la maladie? Ce dernier cas semble probable. Dans celles où il s'opère transport au cerveau, rarement il y a épanchement, comme dans la fièvre puerpérale. Quant aux autres maladies qui déterminent l'hydropisie générale, elles ne semblent pas influencer l'arachnoïde.

Du spina bifida.

C'est une affection idiopathique de l'arachnoïde qui tapisse le canal vertébral. Elle est absolument analogue à l'hydrocéphale; mais elle a été peu observée, par la difficulté qu'on éprouve toujours à ouvrir le canal vertébral. Cependant on sait qu'elle consiste dans un amas d'eau qui se fait dans la poche arachnoïdienne; quelquefois c'est dans toute la longueur du canal, d'autres fois c'est à la hauteur du col, du dos, etc. Les apophyses épineuses sont divisées; et si l'on fait la ponction, la maladie est mortelle.

CHAPITRE VI.

MALADIES DU SYSTÈME MUQUEUX.

Le système muqueux est composé d'une suite de membranes qui se développent successivement sur les divers organes creux de l'économie. Il y en a deux principales; l'une qui, s'introduisant par la bouche, l'œil et le nez, tapisse les fosses nasales, le pharynx, les bronches et tout le conduit intestinal; l'autre qui, entrant par le canal de l'urètre et le vagin, tapisse tous les organes urinaires et génitaux. Ces membranes diffèrent des séreuses par leur organisation générale. On y distingue deux surfaces : l'une, qui correspond à la cavité de l'organe tapissé, est continuellement lubréfiée dans l'état naturel par du mucus; l'autre, externe, correspond ordinairement à une couche fibreuse : quelquefois cependant il y a un intermédiaire celluleux. Quant à leur texture, elle a une grande analogie avec celle de la peau. On trouve d'abord un chorion, très épais dans certains endroits, et mince dans d'autres; ce chorion est surmonté d'un corps papillaire, siége probable de la sensibilité muqueuse. L'épiderme est plus ou moins apparent, suivant les diverses parties. Sur la langue il se voit très bien, tandis qu'on ne le retrouve pas dans les intestins.

Les membranes muqueuses peuvent être regardées comme des téguments intérieurs, destinés à protéger les organes contre le contact des corps étrangers. Quant à leurs propriétés vitales, elles varient suivant les diverses parties. Il y a toujours sensibilité organique et contractilité insensible.

A l'égard de leurs altérations, nous en parlerons d'abord en général, puis en particulier, comme nous l'avons fait pour les membranes séreuses.

Le système muqueux, comme le séreux, est le siége de deux espèces d'affections. Les premières sont primitives ; les autres sont produites à l'occasion d'une autre affection.

ARTICLE I.

DE L'INFLAMMATION DU SYSTÈME MUQUEUX.

La maladie la plus fréquente du système muqueux est l'inflammation. En quelque endroit que les membranes qui le composent se rencontrent, elles présentent des phénomènes semblables dans leurs phlogoses. Celles-ci sont connues sous le nom commun de *catarrhes*. Cependant on a trop généralisé ce mot, en y ralliant toutes les sécrétions augmentées des membranes muqueuses, lesquelles ne sont pas quelquefois le résultat de l'inflammation.

Les caractères distinctifs des inflammations muqueuses sont d'abord dans la manière dont elles surviennent, en raison de leur étroite sympathie avec les divers états de la peau. Presque toujours elles sont produites par un changement subit de l'état de l'atmosphère ; de là viennent les rhumes, les coryzas, etc. Cette étroite sympathie est également marquée dans les autres affections muqueuses. Ainsi l'on sait que l'application d'un corps froid sur les tempes arrête une hémorrhagie nasale.

Un autre caractère des phlegmasies muqueuses c'est de régner fréquemment par épidémies. Une foule d'auteurs en ont parlé. Ceci a surtout lieu dans la dysenterie. Ce caractère fait essentiellement différer ces inflammations des phlegmasies séreuses et de celles de tous les autres systèmes. En effet il n'a jamais été question d'épidémies de phlegmon, d'érysipèle, etc.

La douleur de ces inflammations est en général moins intense que celle de toutes les autres. Dans le coryza, il n'y a qu'embarras. Un autre caractère, c'est que presque jamais elles ne sont accompagnées de ce gonflement du tissu cellulaire voisin, que l'on observe dans d'autres phlegmasies. Dans la dysenterie, le ventre n'est jamais tendu comme dans l'entérite. Quant à la rougeur, elle ne peut guère être déterminée, puisque, dans l'état naturel, elle varie suivant l'état où l'on trouve les membranes muqueuses. Cependant il paraît que cette rougeur est toujours augmentée. On en peut juger par analogie dans les inflammations de la bouche. Rarement il y a fièvre concomitante; et, si elle existe, elle n'est jamais très intense. Du reste, les phlegmasies muqueuses peuvent se compliquer avec toutes les maladies dont nous avons parlé à l'article des complications des maladies des membranes séreuses.

Jamais ces phlegmasies ne se terminent sans une sécrétion plus ou moins abondante du suc muqueux; jamais il n'en résulte d'adhérences. Quelle que soit la cause de ce phénomène, il établit une grande différence entre la terminaison de ces inflammations et celle des membranes séreuses. La sécrétion abondante qui s'opère lors de la résolution peut être aussi déterminée par une irritation sans qu'il y ait eu phlogose, comme on le voit par l'introduction d'une sonde dans l'urètre.

Le mucus qui se sécrète si abondamment vers la fin des inflammations muqueuses varie suivant les diverses membranes et les divers états de maladie; ainsi celui de la blennorrhagie n'est point celui de la dysenterie, et les crachats produits au commencement d'un rhume ne sont point les mêmes que ceux qui sortent à la fin.

Les inflammations catarrhales se terminent assez rarement par la gangrène, si ce n'est quelquefois dans les angines.

L'inflammation chronique est une terminaison beaucoup plus fréquente; mais il y a des degrés infinis du plus chronique au plus aigu.

On connaît peu les résultats de l'autopsie cadavérique dans cette maladie, car elle est rarement mortelle; quand elle l'est devenue par ses complications, on a toujours observé un épaississement plus ou moins grand, et de la rougeur. Quelquefois il se forme de fausses membranes, que leur aspect inorganique, mais dense, fait prendre pour une tunique réelle. On a des exemples d'empoisonnements dans lesquels de pareilles substances ont été rendues en quantité plus ou moins grandes.

ARTICLE III.

DES HÉMORRHAGIES DES MEMBRANES MUQUEUSES.

Une autre affection essentielle des membranes muqueuses consiste dans les hémorrhagies, dont nous ne nous occuperons ici qu'autant qu'elles leur seront relatives. Tous les médecins jusqu'ici les avaient considérées d'une manière trop abstraite, sans observer que ce qui est vrai pour morrhagie d'une partie, ne l'est pas pour celle d'une autre. Toutes les idées des mécaniciens, qui ont expliqué les hémorrhagies par obstruction, ont été renversées par Stahl, qui cependant a envisagé la matière d'une manière trop abstraite et trop métaphysique.

Nous classerons les hémorrhagies des membranes muqueuses suivant les parties où elles arrivent : dans tous les cas, elles se divisent en deux classes bien distinctes, celles par rupture, et celles par exhalation.

Celles de la première espèce diffèrent totalement des autres. Elles sont toujours relatives à la grandeur de la blessure, et indépendantes de toute action vitale. Les hémorrhagies par l'exhalation, au contraire, sont immédiatement soumises à son empire. Il en est une autre espèce, presque intermédiaire aux deux premières; ce sont les hémorrhoïdes, dont on connaît encore peu la nature, et qu'on ne peut ranger ni dans l'une ni dans l'autre espèce.

Les hémorrhagies par exhalation peuvent survenir partout où des exhalans aboutissent; aussi ont-elles manifestement leur siége sur les surfaces muqueuses. Les fosses nasales, les bronches, l'estomac, les intestins, la vessie, etc., peuvent en éprouver. Elles surviennent aussi quelquefois sur les membranes séreuses; car on trouve une sérosité sanguinolente dans la cavité péritonéale de certains cadavres. On en voit dans le tissu cellulaire; telles sont celles qui causent les taches scorbutiques. Celles de la peau sont très rares, mais non sans exemple. Enfin souvent l'on a vu du sang fourni par les glandes.

Les hémorrhagies par exhalation, sur les membranes muqueuses, comme ailleurs, sont de deux sortes, passives ou actives. Elles sont actives quand elles s'accompagnent d'un certain développement des forces vitales; ainsi elles ont ce caractère dans les fosses nasales, quand on remarque un petit chatouillement, avec une légère douleur et rougeur. D'autres fois elles sont absolument passives, comme lorsqu'elles se montrent à la fin de quelque affection organique caractérisée par la faiblesse.

Quant à l'état cadavérique des parties où se fait l'hémorrhagie, il ne diffère pas de l'état naturel, comme on le voit dans la matrice, sur des femmes mortes à la suite de leurs règles.

Il y a aussi des hémorrhagies qui dépendent de la désorganisation des tissus, comme dans les cancers de l'estomac et de la matrice; on ne sait si celle-là ont lieu par exhalation ou par rupture.

Toutes les hémorrhagies par exhalation sont remarquables par l'influence qu'exercent sur elles les organes voisins. Il en est d'elles comme de la sueur. On sait que l'application d'un corps froid sur le ventre supprime les règles ou les lochies ; toute passion un peu vive produit le même effet.

L'excitation de la membrane muqueuse de l'estomac par l'émétique peut également troubler les règles.

ARTICLE III.

DES APHTHES.

Une autre affection particulière des membranes muqueuses consiste dans les aphthes. Ce sont des tubercules ulcérés qui se montrent à leur surface. Il y en a deux espèces. La première, qui se remarque dans la bouche, principalement sur les côtés de la langue, se montre sous la forme de petits ulcères ronds et saillants, recouverts d'une pellicule assez épaisse et difficile à détacher ; cette pellicule a beaucoup d'analogie avec celle qui se forme sur les amygdales, dans l'angine tonsillaire. Quelquefois la largeur de ces ulcères est d'un pouce ; ils peuvent être essentiels ou symptomatiques.

L'autre espèce d'aphthes a été décrite par Wagler et Rœderer. Ce sont de petites tumeurs pourvues de conduits excréteurs, ce qui doit les faire regarder seulement comme de petites glandes tuméfiées. Ce qu'il y a de certain c'est que nulle part on ne trouve leur analogue.

ARTICLE IV.

DES FONGUS.

Les fongus, maladies propres aux membranes muqueuses, consistent en un épaississement considérable de leurs parois. Ils ont beaucoup d'analogie avec l'hypersarcose des ulcères et l'ostéosarcôme. Ces fongus se développent dans les sinus, dans la bouche, les fosses nasales et la matrice, où ils sont connus sous le nom de *polypes*. Ils comprennent beaucoup de capillaires dans leur structure, et le sang qui en sort, quand on les coupe, s'écoule en nappe Ce caractère sert à les faire distinguer du cancer avec lequel ils ont de l'analogie, puisque, dans ce dernier, les artères prennent un calibre deux ou trois fois plus grand que dans l'état naturel; d'ailleurs il est accompagné de duretés et de callosités, qu'on ne trouve jamais dans le fongus. Il reste encore à faire un ouvrage important, qui contiendrait la distinction exacte de ces diverses tumeurs.

Une autre affection des membranes muqueuses consiste dans l'altération qu'elles éprouvent quand elles sont exposées au contact de l'air, comme on le voit dans les divers déplacements qu'elles peuvent subir, dans la chute du rectum, du vagin ou de l'anus artificiel.

Vient ensuite le rétrécissement des membranes muqueuses, dont on a des exemples dans la gonorrhée, pour la membrane de l'urèthre, et dans l'œsophage ou l'estomac, après les empoisonnements par l'acide nitrique.

Les membranes muqueuses peuvent être aussi souvent le siége d'affections purement symptomatiques. Elles expriment à leur manière l'affection qui leur est communiquée par les autres organes. Ainsi les catarrhes de la poitrine peuvent être symptomatiquement l'effet des affections de l'estomac; les hémorrhagies muqueuses, dans une foule de cas, peuvent servir à dénoter d'autres affections; les aphthes sont souvent symptomatiques, comme dans les fièvres putrides.

Les membranes muqueuses sont aussi quelquefois atteintes de maladies générales et communes à tout le système, telles que le scorbut et la vérole.

ARTICLE V.

DES MALADIES DE LA CONJONCTIVE.

La conjonctive diffère essentiellement de toutes les membranes de son espèce par sa texture et par son aspect.

Son inflammation porte le nom d'ophthalmie. Les causes qui la produisent se rapportent à deux classes, les externes et les internes. Dans l'état inflammatoire des membranes muqueuses, il y a rougeur plus ou moins grande, et d'autant plus remarquable que, dans l'état naturel, on n'aperçoit aucun vaisseau. C'est surtout dans la partie de la conjonctive qui recouvre la sclérotique, que cette coloration devient sensible. Il y a en outre gonflement plus ou moins considérable, et quelquefois tel que les paupières ne peuvent s'entr'ouvrir. L'état inflammatoire de la membrane dure plus ou moins long-temps: cependant on peut dire que les ophthalmies les plus aiguës se prolongent toujours davantage que les inflammations muqueuses ordinaires.

La terminaison peut s'opérer différemment. Jamais elle n'a lieu sans une sécrétion augmentée du fluide qui lubrifie la membrane. Jamais il ne se forme d'adhérences. Le mucus ne vient pas de toute la surface de la conjonctive; il paraît sortir des glandes de Méibomius, situées sous les paupières. C'est à l'angle externe surtout qu'il se rencontre, se dessèche, et forme ce qu'on nomme la chassie. Tous les symptômes diminuent peu à peu, mais la rougeur persiste long-temps.

Une terminaison extrêmement fréquente de cette inflammation, c'est l'ophthalmie chronique. Il s'opère alors une rémission dans les symptômes, mais la rougeur persiste. Quelquefois cet état dure plus ou moins long-temps : il est soumis à toutes les influences qui peuvent l'entretenir ou le faire cesser.

Quelle que soit la cause de cette inflammation et sa durée, voici l'état pathologique qu'elle détermine. La conjonctive devient plus épaisse, s'engorge, et, prédominant quelquefois en densité sur la peau des paupières, produit une espèce de renversement de celles-ci qu'on nomme *éraillement*.

Les hémorrhagies sont très rares sur la conjonctive : cependant Haller et Morgagni en rapportent des exemples. Ils ont même prétendu qu'il y en avait de périodiques dans les cas de suppression des règles.

Les fongus s'observent quelquefois. Souvent ils naissent spontanément. D'autres fois ils se développent conjointement avec le cancer de l'œil ; ils prennent alors un volume plus considérable, et produisent quelquefois des hémorrhagies.

Quant aux affections symptomatiques, elles sont fréquentes à la conjonctive : ainsi l'ophthalmie dénote souvent le vice vénerien.

Les affections de la membrane qui tapisse le sac lacrymal peuvent encore être rapportées à celles de l'œil. Cette membrane peut s'engorger dans diverses circonstances. De là la tumeur lacrymale, qui peut sans doute être produite par beaucoup d'autres causes. Quelquefois la carie des os unguis s'ensuit, et complique la maladie ; mais cette circonstance est cependant plus rare que les auteurs ne l'ont prétendu : d'ailleurs il est possible que la carie concomitante des os tienne à une autre cause.

ARTICLE VI.

DES MALADIES DE LA MEMBRANE PITUITAIRE.

Cette membrane a une structure particulière ; elle est plus épaisse dans certains endroits que dans d'autres, ce qui la rapproche de celle du système digestif. Elle est très vasculeuse ; de là ses fréquentes hémorrhagies. Elle a des maladies essentielles et d'autres qui ne sont que symptomatiques.

On connaît sous le nom de *coryza* l'inflammation de la membrane pituitaire. Cette affection s'annonce par une douleur plus ou moins vive, des pesanteurs de tête, la difficulté du passage de l'air, la sécheresse des narines, l'éternument. L'odorat est très altéré, souvent perdu. Le siége de l'inflammation est plus ou moins étendu. Quelquefois elle se restreint à une portion de la membrane pituitaire; d'autres fois elle l'occupe tout entière, et même envahit les parties voisines, telles que le pharynx et la trompe d'Eustache. Au début de cette affection, la sécrétion du mucus est nulle; bientôt il paraît une eau limpide et très âcre, que les auteurs ont prise mal à propos pour des larmes; ce mucus ne tarde pas à acquérir de la consistance; il revient ensuite à l'état naturel, et la maladie cesse. Rarement celle-ci passe à l'état chronique. Sa plus longue durée est de quinze ou vingt jours.

L'ozène est une autre maladie propre à la membrane pituitaire. C'est encore une question de savoir s'il consiste en un ulcère analogue à ceux de la peau, ou si ce n'est qu'une inflammation; l'inspection cadavérique n'a point encore dissipé l'incertitude à cet égard. Il est probable cependant que ce n'est qu'une inflammation. Du reste, quelquefois on voit survenir de petits ulcères dans les fosses nasales, causés par la répercussion d'une dartre, etc.

Les *hémorrhagies* affectent souvent la membrane pituitaire, ce qui vient de sa disposition très vasculeuse. Quelquefois ces hémorrhagies ont lieu par rupture, comme dans les commotions, les coups sur le nez ; mais le plus souvent elles sont produites par une irritation à l'extrémité des vaisseaux. Ces hémorrhagies sont plus ou moins durables, et peuvent, comme on le sait, être arrêtées par le tamponnement.

Des *polypes* peuvent survenir aussi sur la membrane pituitaire. Rien n'est mieux connu que leurs accidents et leur traitement; mais on ne connaît point encore bien leur nature. Quoi qu'il en soit, voici ce que l'observation nous apprend. On distingue évidemment deux espèces de polypes. L'un, ou le vésiculaire, est caractérisé par sa blancheur et sa mollesse, par le peu de douleur qu'il cause, et par le gonflement qu'il éprouve à l'humidité. Cette espèce est rarement dangereuse, et ne cause jamais d'hémorrhagie. L'autre comprend ceux que l'on nomme durs, et qui présentent des caractères tout différents, dureté, accroissement rapide, douleur et hémorrhagie spontanée; l'atmosphère n'exerce aucune influence sur eux. Leurs progrès causent la désorganisation des parties qu'ils avoisinent; tantôt ils déjettent les os, tantôt ils les rongent, viennent paraître à la voûte du palais, ou se portent dans le pharynx : ils peuvent causer la surdité et l'épiphora.

Quant aux *affections sympathiques* de la membrane pituitaire, elles sont peu nombreuses. Rarement le coryza complique une autre maladie. C'est surtout les hémorrhagies qui sont produites ainsi. Toutes les autres maladies sont idiopathiques.

Les sinus sont tapissés par une membrane très analogue à la pituitaire. Ils peuvent aussi être le siége de diverses affections.

D'abord les sinus frontaux peuvent être atteints de coryza ; tous les symptômes de l'inflammation s'y développent alors.

Le sinus maxillaire est très sujet à l'*ozène*. Souvent le fluide qui s'y trouve *épanché* ronge la membrane, produit la carie de l'os, et cause une fistule. Enfin on trouve souvent des fongus dans ce sinus : ils y produisent les mêmes effets que le fluide épanché, et de plus, en déformant la cavité, qu'ils élargissent, ils produisent une difformité plus ou moins sensible.

Enfin il existe un autre prolongement, dépendant de la membrane pituitaire, qui tapisse la trompe d'Eustache et s'étend jusqu'au tympan. Cette portion est encore susceptible d'affections pathologiques, telles que l'inflammation : alors la cavité de la trompe se trouvant presque oblitérée par le gonflement, la libre circulation de l'air extérieur dans l'oreille interne est interceptée, ce qui cause la surdité. Souvent on a trouvé sur cette membrane une espèce de résidu assez épais, qui probablement n'était que le résultat de la suppuration.

ARTICLE VII.

MALADIES DE LA MEMBRANE MUQUEUSE DE LA BOUCHE.

La membrane interne de la bouche n'est presque jamais enflammée, et quand cela arrive, ce n'est ordinairement que par continuité, comme dans l'angine tonsillaire, où il peut se faire que la base de la langue soit intéressée. En général, cette inflammation est la plus rare de toutes celles que l'on remarque sur les membranes muqueuses : aussi n'est-elle jamais symptomatique.

Les *aphthes* sont une maladie très commune dans la bouche, et il n'est pas de portion du système muqueux qui en soit plus fréquemment affectée. C'est surtout chez les enfants qu'ils se montrent. Ils sont idiopathiques ou sympathiques. Souvent les idiopathiques règnent épidémiquement, et à cet égard ils rentrent dans la classe des catarrhes. Leurs symptômes sont une tumeur enflammée, avec gonflement, excoriation, dureté des bords, excrétion de petites membranes blanchâtres que le malade rend par la bouche ou par les selles ; quelquefois mouvement fébrile, sécheresse, aridité, chaleur de la bouche.

Les *hémorrhagies* sont en général très rares sur cette membrane. Le sang qui sort par la bouche vient ordinairement des fosses nasales ou du poumon. Cependant, quand il existe des fongus dans la bouche, il peut se faire alors des hémorrhagies; mais elles sont d'une nature particulière. Ces fongus ne sont d'ailleurs que consécutifs, comme on le voit dans le carcinôme de la langue, où la maladie commence d'abord dans les muscles.

La portion de membrane muqueuse qui recouvre la langue est très sujette aux sympathies maladives. Il existe entre elle et l'estomac un rapport particulier qui ne peut être comparé qu'à celui qui a lieu entre les mamelles et la matrice, le testicule et le larynx. Aussi les causes les plus ordinaires de l'enduit de la langue sont-elles les embarras gastriques. Si l'on examine la consistance de cet enduit, on voit qu'il est très tenace, et, quoiqu'on le racle exactement, on ne peut l'enlever en entier. Il paraît être fourni par les glandes sous-jacentes, et non par l'estomac, puisque l'œsophage n'en présente pas de traces. Il y a des cas cependant où l'état de la bouche semble faire exception à cette règle, et dépendre de l'estomac; c'est lorsque le malade ressent un goût d'amertume particulier, qui dure tant que la saburre existe. L'effet de cet enduit est de déterminer la perte du goût, qu'il faut bien distinguer de la perte de l'appétit, qui vient de l'estomac. L'enduit de la langue varie dans sa couleur, qui est tantôt blanche, tantôt grise ou noire. Ces phénomènes sont souvent accompagnés de vomissements, qui ne sont que l'effet de la disposition gastrique. La langue peut être, dans les maladies, le siége d'un phénomène opposé, et devenir sèche et rude, comme on le voit dans les fièvres inflammatoires. Ce caractère est toujours tranché dans les fièvres adynamiques, de sorte que les auteurs l'ont donné pour premier symptôme. Quelquefois il n'arrive qu'au bout de trois ou quatre jours : alors la langue se sèche et devient noire. Il est cependant des fièvres adynamiques qui ne présentent point ce phénomène. Lorsqu'il existe une croûte noirâtre, non seulement elle se trouve sur la langue, mais encore elle s'étend aux gencives, et même jusqu'aux lèvres. Tantôt elle est d'une épaisseur considérable, tantôt elle n'est que légère. Ce qui annonce qu'elle se dissipe, c'est que la langue commence à s'humecter. Quelle est la cause de cette croûte noire ? Il paraît qu'elle est fournie par les glandes, comme il est certain que la sécheresse ne vient que du défaut de mucus. Ce phénomène des fièvres adynamiques arrive à tous les âges, surtout dans la vieillesse.

Quelquefois, dans la petite-vérole, des pustules se montrent à la langue et à la partie interne des joues ; mais il est faux qu'il s'en développe sur les intestins, comme les auteurs l'ont dit. Il peut également survenir dans la bouche des éruptions miliaires, dans la fièvre de ce nom.

ARTICLE VIII.

MALADIES DE LA MEMBRANE DU PHARYNX.

Le pharynx est susceptible d'affections idiopathiques et d'affections symptomatiques. Parmi les premières, les inflammations tiennent le premier rang. On les connaît sous le nom général d'*angine*. On peut en distinguer deux espèces, en les divisant suivant le point de la membrane qu'elles affectent. La première est l'angine tonsillaire.

On distingue deux sortes d'angine tonsillaire, l'une idiopathique, l'autre symptomatique, accompagnée d'éruption scarlatine. La première est très commune; elle survient après l'exposition à l'air froid; alors on observe douleur de la partie, chaleur, tumeur considérable, quelquefois fièvre. On voit en même temps un cercle plus ou moins rouge, plus ou moins marqué, autour de l'engorgement. L'effet de cet engorgement est de rétrécir plus ou moins l'arrière-gorge. En devant il y a peu de saillie, en arrière beaucoup; le malade ne peut avaler sans douleur, parce que la langue, appliquée sur le palais pour la déglutition, comprime les amygdales en avant et du côté externe.

L'inflammation se prolonge du côté du tissu cellulaire, vers la mâchoire; de là, souvent impossibilité d'ouvrir la bouche. En bas, la saillie est telle quelquefois qu'elle est sensible à la vue seule. Comme les malades périssent rarement de cette maladie, on connaît peu l'état pathologique des parties. Ordinairement la résolution s'opère. Elle est toujours accompagnée d'une excrétion muqueuse plus ou moins considérable; quelquefois cette excrétion reste attachée à la surface des glandes; d'autres fois elle s'écoule dans la bouche; alors elle présente un aspect blanchâtre.

Cette angine peut se compliquer de la fièvre scarlatine: il y a d'abord mal de gorge, accompagné des autres symptômes; puis l'éruption paraît, et suit ses périodes, comme toutes les autres. Souvent aussi elle prend un caractère de putridité, et quelquefois alors l'amygdale se gangrène.

La membrane du pharynx et surtout celle du voile du palais sont très exposées aux ulcères produits par le vice vénérien. Ces ulcères ne ressemblent en rien aux aphthes dont nous avons parlé à l'article de la bouche, et ils n'ont rien de commun avec eux, dans l'aspect, la cause, ni la durée.

Une autre affection propre à cette membrane, et à la bouche en général, c'est la cautérisation dans les empoisonnemens par l'acide nitrique; il se forme une croûte large qui, se détachant au bout d'un certain temps, laisse les parties à découvert, présentant une couleur très rouge.

ARTICLE IX.

MALADIES DE LA MEMBRANE DU LARYNX ET DES BRONCHES.

Les affections de cette membrane sont, comme les autres, idiopathiques ou symptomatiques. La plus commune est l'angine, qui présente un caractère différent suivant son siége à la base de la glotte ou dans le larynx.

L'*angine* des bords de la glotte a été connue des auteurs anciens; ils avaient observé qu'elle était mortelle au bout de deux ou trois jours. Les uns l'ont appelée *séreuse*, les autres *suffocante*. En effet, dans cette affection, l'on trouve une infiltration ou engorgement considérable, quoique blanchâtre, du tissu cellulaire qui environne la glotte, ce qui, comme on le voit, produit une prompte suffocation. Il n'est pas d'autre moyen pour sauver le malade que la laryngotomie.

L'angine laryngée proprement dite et la trachéale se ressemblent beaucoup. Toutes deux ont des symptômes communs : douleur de la partie, changement de la voix, fièvre, déglutition pénible, sentiment d'ardeur. Souvent l'affection se propage dans les fosses nasales. Il y a, dans les premiers temps, sécheresse de la gorge; bientôt un mucus assez clair se sécrète, puis fait place à un plus épais, et la maladie cesse au bout de sept à huit jours.

Cette affection peut se terminer par la gangrène, dont en général aucune partie du système muqueux n'est plus susceptible. Rarement elle se complique d'éruptions cutanées.

Le *croup* est encore une maladie particulière à la membrane du larynx. Il diffère des autres angines par sa nature et sa marche. Ordinairement il attaque les enfants. Il n'est en général point épidémique. Son début s'annonce par des phénomènes variables, comme dans toutes les autres maladies. Quelquefois cette affection se déclare après une évacuation supprimée; bientôt, douleur du larynx, difficulté de respirer, voix rauque, aggravation des symptômes, chaleur vive, agitation extrême; l'enfant porte la main à la gorge, la difficulté de respirer s'accroît, la face devient vultueuse; souvent assoupissement plus ou moins grand. Rarement la maladie se termine par résolution; ordinairement la suffocation va toujours croissant, et le malade meurt enfin. Il est étonnant combien les symptômes sont rapides, ce qui ne tient peut-être qu'à l'âge. L'autopsie cadavérique montre des flocons, comme dans la phthisie. D'un autre côté, la trachée-artère et les bronches sont un peu rouges et gonflées. Quant aux altérations générales, les phénomènes sont les mêmes que chez les personnes qui périssent asphyxiées.

La portion droite du cœur est engorgée, ainsi que le cerveau ; le visage est rouge ; presque toujours on trouve dans le larynx une fausse membrane qui s'étend plus ou moins loin dans la trachée-artère. L'épaisseur de cette membrane est variable; quant à sa nature, on ne l'a point examinée. Ce n'est pas l'inflammation, mais bien ses effets qui causent la mort, car l'épaississement de la membrane ferme tout passage à l'air. On est dans l'usage d'exciter le vomissement pour produire une irritation générale qui puisse déterminer la toux. Il faut observer à cet égard que rarement on tousse après le vomissement, et qu'il vaudrait mieux exciter la toux d'une autre manière. Du reste, la laryngotomie est le moyen le plus efficace. Quelquefois l'inflammation de la membrane du larynx devient chronique. Dans certains cas, cet état est produit par d'autres causes qu'une inflammation aiguë, comme par le vice vénérien. Quelle qu'en soit la cause, voici les caractères de la maladie dans les premiers temps ; sentiment douloureux dans le larynx; petits crachats continuels, de couleur grisâtre, que le malade dit arracher du larynx; toux habituelle; peu d'altération dans la voix; à la fin, les symptômes augmentent; ils sont singulièrement subordonnés au froid et au chaud. Quant au siége précis de la maladie, il serait difficile de le déterminer; cependant il paraît que c'est dans la membrane muqueuse qu'elle réside.

D'autres fois, cette affection se termine par la phthisie laryngée. Alors les symptômes vont toujours en augmentant. La voix présente un phénomène particulier d'extinction; il y a sentiment de douleur dans la profondeur du larynx, surtout quand on l'écarte, avec le doigt, de la colonne vertébrale; la voix s'altère davantage; enfin, dans les derniers périodes, elle est très basse; la déglutition devient très difficile, surtout quand la glotte est affectée. Presque toujours cette maladie se complique de phthisie pulmonaire. Est-ce, comme l'ont dit les auteurs, parce que le pus tombe dans les bronches? on n'en sait rien; mais le fait est assez commun. De là, marasme extrême; vers la fin, trouble de la digestion, étouffement, expectoration purulente. Tous ces phénomènes généraux tiennent à l'affection consécutive du poumon. Voici ce que l'inspection cadavérique nous montre. Le larynx se trouve malade en plusieurs endroits, et c'est le plus souvent à la hauteur des cartilages aryténoïdes. Sa membrane muqueuse est ulcérée; on y voit du pus qui semble venir d'un foyer plus profond. L'affection peut se trouver aussi derrière le cartilage épiglottique, ou vers la trachée-artère ; mais presque jamais elle n'est située du côté du cartilage thyroïde. Les auteurs ont parlé de petites esquilles osseuses que rendaient les malades ; ce ne peut être que des portions des cartilages aryténoïdes mis à découvert. Il paraît évident que c'est par la membrane muqueuse que la maladie commence ; ce qui sert à le confirmer, c'est que la voix reste long-temps intacte, d'où l'on doit conclure que les cartilages ne sont pas encore attaqués.

La membrane interne des bronches peut devenir le siége de diverses affections, moins fréquentes cependant que celles du larynx.

Le *catarrhe pulmonaire* est la plus commune, et celle que les auteurs ont le mieux observée. Il se produit, comme tous les autres, par une action subite du froid sur la peau. Les phénomènes qui le caractérisent présentent des variétés singulières suivant son siége. En effet, il peut s'étendre dans la trachée-artère, ou se prolonger dans le poumon. L'invasion se manifeste en général par une douleur, un picotement dans la trachée-artère, ce qui produit une toux sèche. Quelquefois la douleur s'étend à toute la poitrine ; souvent elle se borne à un côté; cependant le malade peut se coucher dans tous les sens. L'oppression augmente, avec toux continue, expectoration difficile et toujours douloureuse, en raison de la sensibilité augmentée des bronches; peu à peu les symptômes diminuent, la douleur cède, l'expectoration devient plus abondante et plus facile, les crachats sont plus visqueux; enfin la maladie se termine par une résolution complète. Quant aux phénomènes généraux qui l'accompagnent, ils se rencontrent aussi dans les autres maladies. Ainsi quelquefois on observe en même temps un embarras gastrique, et tous les symptômes qui le dénotent; alors le vomissement accompagne quelquefois la toux. Pour peu que le catarrhe soit violent, on remarque un mouvement fébrile, que l'on nomme *fièvre catarrhale*. Quant à l'état des sécrétions et excrétions, il varie à l'infini.

D'autres fois le catarrhe aigu du poumon se termine par un catarrhe chronique. Avant de parler de celui-ci, nous dirons deux mots du *catarrhe suffocant*. Il n'est pas d'une autre nature que le catarrhe ordinaire, et n'en diffère que par le gonflement extrême de la membrane interne de la trachée ou des bronches; de là son caractère de suffocation, qui fait que le malade périt souvent d'asphyxie. Ce catarrhe s'annonce par des symptômes plus violents que le précédent: respiration très difficile, dilatation large et précipitée de la poitrine. Quelquefois l'air sort en sifflant; d'autres fois la respiration est stertoreuse, et le malade ne peut parler. Sur les derniers temps on entend, dans la trachée-artère, un bruit particulier produit par l'action de l'air sur la membrane gonflée. Les symptômes vont toujours en croissant; enfin le malade meurt, et présente tous les phénomènes de l'asphyxie. Ce catarrhe n'est donc mortel que par ses effets, et non par sa nature.

Le *catarrhe chronique* du poumon est quelquefois dû, comme nous l'avons dit, à une phlegmasie aiguë. Souvent aussi il est le produit d'autres causes. La toux alors dure plus ou moins longtemps; elle est plus ou moins forte; l'expectoration est peu abondante; la respiration est gênée durant les mouvements un peu violents, comme il arrive dans toute affection de la poitrine. Le malade peut se coucher de tous les côtés, et les fonctions s'exercent comme à l'ordinaire. Ces sortes de catarrhes, chez les vieillards, ne finissent souvent qu'avec la vie. Chez les adultes ils peuvent causer la phthisie, et les malades les traitent alors de rhumes négligés. D'autres fois ils mènent à l'hémoptysie. On a ouvert peu de cadavres d'individus morts de cette maladie; cependant l'observation a toujours montré la membrane trachéale sensiblement épaissie, vers le bas et du côté des bronches.

L'*hémoptysie* est une autre affection propre à la membrane des bronches. En effet, souvent les malades périssent de ces hémorrhagies, sans que le poumon se trouve engorgé, tandis que les bronches sont pleines de sang. L'hémoptysie peut être produite par une rupture des petits vaisseaux du poumon, comme à la suite des cris violents. Le plus souvent elle a lieu par exhalation. Elle est presque toujours l'indice de la phthisie. Il est difficile de déterminer si la même cause produit ces deux maladies, ou si la première engendre la seconde. Quelquefois l'hémoptysie se reconnaît à des caractères généraux; il y a un sentiment de picotement dans la gorge, et un goût salé tout particulier dans la bouche; bientôt il survient une légère toux, avec expectoration sanguinolente, tantôt rouge, tantôt noire, suivant que le sang a stagné ou non dans les bronches; quelquefois ce liquide sort pur, et alors l'expectoration en est très facile; d'autres fois ce sont des crachats mêlés de stries sanguines, et qui se détachent plus difficilement.

Quant aux autres maladies des membranes muqueuses, elles sont peu communes dans les bronches; on n'y voit jamais d'aphthes; les fongus y sont fort rares, ainsi que le cancer.

ARTICLE X.

AFFECTIONS SYMPTOMATIQUES DE LA MEMBRANE MUQUEUSE PULMONAIRE.

Ces affections sont extrêmement communes, et il est essentiel de ne pas les confondre avec les idiopathiques. Les catarrhes pulmonaires sont quelquefois purement symptomatiques, dans la pleurésie et dans la péripneumonie, où la membrane muqueuse n'est pas affectée directement. Cependant il se fait une excrétion muqueuse assez abondante dans ces deux cas. Il en est de même dans la fièvre gastrique. Beaucoup de fièvres essentielles se jugent aussi de cette manière. Les maladies chroniques des autres parties entraînent également, dans la membrane muqueuse du poumon, des affections sympathiques de même nature; ainsi, dans les maladies du cœur, on voit souvent des expectorations sanguinolentes. Il en est de même dans la phthisie.

ARTICLE XI.

MALADIES DE L'ŒSOPHAGE.

L'œsophage présente peu de maladies. Rarement il est le siége d'affections catarrhales ou d'hémorrhagies. Des aphthes y naissent quelquefois, à la suite des empoisonnements par l'acide nitrique. Quelquefois il se rétrécit par l'effet de l'inflammation, ou par l'action du vice vénérien.

ARTICLE XII.

MALADIES DE LA MEMBRANE MUQUEUSE DE L'ESTOMAC.

Il est peu de membranes muqueuses plus souvent affectées que celle de l'estomac. L'état continuel d'excitation dans lequel se trouve l'organe qu'elle tapisse fait qu'elle est souvent malade, en vertu de cette loi physiologique, que les organes les plus agissants sont les plus sujets aux maladies.

L'affection la plus commune de la membrane muqueuse de l'estomac est son catarrhe, connu sous le nom vulgaire d'*embarras gastrique*. Ce catarrhe peut être essentiel; mais le plus souvent il est symptomatique.

Les symptômes sont d'abord dégoût, lassitude générale; bientôt sentiment de douleur ou de pesanteur à la région épigastrique, dont le malade ne rapporte le sentiment qu'à l'appendice xyphoïde. La langue est presque toujours dans un état particulier. La douleur gastrique cause souvent des nausées, et même des vomissements. Quant aux symptômes généraux, ils consistent surtout en une douleur particulière de tête, qui s'étend au-dessus des orbites. Il paraît que cette douleur siége dans le cerveau. Il y a prostration subite des forces, effet de la sympathie intime qui règne entre l'estomac et toute l'économie animale.

Les auteurs sont partagés d'opinion sur le siége de cette maladie. Les uns ont prétendu qu'elle dépend primitivement d'une altération du foie, et ils ont jugé ainsi d'après la grande quantité de bile que rendent quelquefois les malades, l'amertume de la bouche, etc. Tous ces symptômes ne prouvent point qu'il y ait affection du foie; car, dans l'état de santé, l'estomac contient plus ou moins de bile. Ce n'est jamais à la région du foie que les malades rapportent la douleur. De plus, quand cet organe est malade, on n'observe point d'aussi nombreux phénomènes sympathiques que dans le cas dont il s'agit.

Cette maladie n'est qu'un véritable catarrhe de l'estomac, qui, à la vérité, ne suit point la marche ordinaire des autres, mais qui est de même nature qu'eux. Il y a sécrétion abondante de mucus, lequel, surchargeant l'estomac, l'excite à se soulever, pour se débarrasser, ce qui a lieu par une loi commune à toutes les surfaces muqueuses. Quant aux sucs rendus, ils sont toujours muqueux; mais ils peuvent se trouver mêlés de quelque autre substance, par exemple d'air; le plus souvent c'est de la bile. Les auteurs qui n'ont eu égard qu'aux matières du vomissement, distinguent plusieurs espèces de cette bile, rendue par le haut. Il est constant qu'elle ne varie de couleur que parcequ'elle vient immédiatement du foie, ou qu'elle reflue de la vésicule. Les anciens connaissaient encore l'atrabile ou bile noire, produite sans doute par la bile de la vésicule, ou par du sang coagulé, que les malades rendent quelquefois dans les cancers d'estomac. L'embarras gastrique se termine ordinairement par le vomissement spontané ou excité. L'appétit revient, et la maladie cesse.

Le plus souvent, l'embarras gastrique n'est que sympathique. Il n'est point d'organe aussi susceptible que l'estomac de participer aux affections des autres parties. Il faut bien distinguer cet embarras d'avec les états maladifs de l'estomac qui sont déterminés par une affection nerveuse, comme dans l'hystérie. Le plus souvent, les inflammations des organes se compliquent d'embarras gastrique, qui est quelquefois tellement caractérisé, qu'il y a évidemment deux maladies. D'autres fois, ses symptômes sont moins intenses.

Quant au catarrhe chronique de l'estomac, on le connaît peu. On observe bien des anorexies, des pertes d'appétit, tous les autres symptômes de l'embarras gastrique, pendant plus ou moins long-temps. Cet état tient-il à un catarrhe chronique d'estomac, ou à une autre disposition de la membrane muqueuse? On n'en sait rien.

Le *vomissement de sang* est une autre maladie de l'estomac, dans laquelle sa surface interne ne change point d'état. Il survient souvent à la suite d'une compression ou contusion extérieure à la région épigastrique. La cause la plus ordinaire, chez les femmes, est la suppression des menstrues.

Un des phénomènes du vomissement de sang est le goût salé qui reste dans la bouche, analogue à celui que ressent le malade dans l'hémoptysie. Un autre caractère particulier consiste en ce que la membrane muqueuse de l'estomac supporte une beaucoup plus grande quantité de sang que de mucus catarrhal; de là vient qu'il faut moins d'efforts pour le vomissement.

Le *vomissement de matières noires* s'observe quelquefois. On ne sait pas trop d'où ces matières viennent. Les anciens les avaient nommées *atrabile*. Les modernes ont abandonné cette opinion, et ont cru qu'on ne rendait que du sang dans le *mélæna*. Cependant les premiers avaient peut-être mieux rencontré; car, en général, l'affection succède aux passions lentes et tristes. Il y a douleur à la région de l'estomac et du foie, et mélancolie profonde, comme dans toute maladie organique. La matière rendue présente peu d'analogie avec le sang, tant par sa couleur que par sa consistance. Tout porte à croire, au contraire, que c'est de la bile. Le vomissement des matières noires revient souvent. Il y a ordinairement affection concomitante d'un organe voisin. Le malade finit par succomber.

On trouve alors dans l'estomac une certaine quantité de matière noirâtre, semblable à celle du vomissement. La membrane muqueuse est dans son état naturel. Les vaisseaux adjacents sont gorgés de sang, mais cela dépend du genre de mort. Quant au foie, il est presque toujours affecté. La vésicule est souvent gorgée de matière noirâtre. La rate est souvent aussi dans un état pathologique.

Le *cancer de l'estomac* doit-il être rangé parmi les affections de la membrane muqueuse? Peu importe, puisqu'on ignore par où il commence. Ce qui est certain, c'est que la tunique séreuse n'est jamais intéressée que vers la fin. La muqueuse ne l'est pas toujours dès le commencement. Quelquefois, elle peut être regardée comme le siége primitif de l'affection. Le cancer succède ordinairement à des contusions extérieures, à des émétiques violents, à des passions tristes, etc. Quoi qu'il en soit, les symptômes qu'il présente diffèrent suivant l'époque où on l'examine. Dans le commencement, douleur générale de l'abdomen, dégoût et autres symptômes d'embarras gastrique, de sorte qu'on ne sait quelle est l'affection qui va se déclarer. Vomissemens rares ou répétés. A une époque plus avancée, ils sont plus fréquens, et accompagnés d'un sentiment pénible à la région épigastrique, avec ou sans tumeur sensible dans cette partie. Quelquefois le vomissement a lieu immédiatement après que le malade a pris des alimens; d'autres fois il ne survient que long-temps après, ce qui pourrait faire prendre la maladie pour une autre, si les autres caractères ne la faisaient distinguer. On vomit le sang à des époques plus ou moins rapprochées, et ce vomissement est souvent l'avant-coureur de l'affection. Il est d'autant plus fréquent que le pylore est plus rétréci. Au reste, la maladie est extrêmement facile à reconnaître.

Quant aux dérangemens sympathiques des autres fonctions, il y a d'abord trouble de la digestion. Le pouls affecte diverses formes, tantôt fort, tantôt faible, etc. Les sécrétions et exhalations varient singulièrement aussi; mais l'altération sympathique la plus constante est le défaut de nutrition, par la non absorption du chyle. Du reste, prostration des forces, et mêmes symptômes de faiblesse que dans toutes les autres maladies organiques. Le malade périt enfin. L'âge influe beaucoup sur la rapidité des progrès du mal. Ainsi un jeune sujet périt beaucoup plus vite qu'une personne âgée.

L'ouverture du cadavre peut présenter la maladie dans trois états différens, et siégeant dans trois parties diverses. Elle peut exister au pylore, ce qui est le plus commun, à la surface de l'estomac, ou au cardia, ce qui est le plus rare.

Dans les premiers temps, on aperçoit un bourrelet plus ou moins saillant autour du pylore. Quelquefois la membrane muqueuse est déjà intéressée; mais le plus souvent elle est intacte, et le mal a commencé dans la couche de tissu cellulaire sous-jacent, de sorte qu'il est impossible de déterminer quelle est l'origine constante de la maladie. Le pylore est plus ou moins rétréci. Aucune glande n'est encore malade, ni aucun organe voisin affecté. Dans le deuxième période, la maladie a fait des progrès. Alors les glandes adjacentes commencent à s'engorger, entre le foie et l'estomac, d'où résulte en cet endroit une masse informe. Il y a plus ou moins de sérosité épanchée dans le péritoine. Dans le troisième stade, les tuniques de l'estomac sont toutes envahies, et les glandes commencent à s'ulcérer. Il se forme une matière ichoreuse; souvent il y a rupture à l'estomac, et les organes voisins sont attaqués. Le malade peut mourir dans ces trois états. Dans le dernier, on remarque un phénomène absolument étranger aux autres maladies organiques; c'est la friabilité des os. Souvent les derniers instants du malade s'accompagnent d'un état inflammatoire du péritoine, avec météorisme général et épanchement de matière ichoreuse dans le sac.

Les autres affections de l'estomac sont celles qu'on éprouve dans les empoisonnements par l'acide nitrique. Elles diffèrent suivant l'action violente ou légère du caustique. Quand cette action est légère, il n'y a que formation d'une fausse membrane; dans le second cas, il y a racornissement réel de l'estomac. Une fois dans cet état, l'organe ne peut plus reprendre son extensibilité première, et il conserve cette disposition jusqu'à la mort, qui ne tarde pas à survenir. On observe alors des vomissements fréquents, et des symptômes analogues à ceux du cancer.

ARTICLE XIII.

MALADIES DE LA MEMBRANE MUQUEUSE DES INTESTINS.

Ces maladies sont très communes. Il y en a de chroniques et d'aiguës, mais on n'a pu encore distinguer celles qui appartiennent aux gros intestins d'avec celles qui affectent les grêles. Nous les considérerons donc d'une manière générale.

Le *catarrhe des intestins* est rangé, pour la fréquence, après celui de l'estomac. Il présente des variétés singulières dans son intensité, ce qui est un caractère commun à tous les catarrhes. La plus légère espèce est un faible dévoiement, dont on n'est pris que pendant quelques jours, avec douleur légère, et point de ténesme : il passe bientôt sans inconvénient. On excite un catarrhe artificiel par les purgatifs. Lorsque cette maladie a des symptômes plus marqués et plus intenses, on la désigne sous le nom de *dysenterie*.

De la dysenterie.

Cette maladie se montre sous une infinité de formes, étant susceptible de se compliquer d'un grand nombre de maladies. Un de ses caractères est de dégénérer en épidémie. Quelqu'en soit la cause, voici ses symptômes : d'abord tranchées, coliques plus ou moins vives, pesanteur, commotion dans les gros intestins, constipation durant les premiers jours, ténesme produit par l'irritabilité des intestins, et d'autant plus intense, que ces derniers sont plus vides. Ce ténesme indique exclusivement l'affection de la membrane muqueuse, car il n'existe point dans celle des autres tissus. Souvent il y a chaleur dans le rectum. Dans les jours suivants, les symptômes augmentent, les tranchées sont plus vives. Ce sentiment, quoique difficile à rendre, n'a cependant rien de commun avec la douleur inflammatoire. Les déjections commencent à s'opérer au troisième ou quatrième jour; il sort plus ou moins de sang avec les matières et le mucus, ce qui dépend des individus. Au reste, on ne doit point regarder ce caractère comme essentiel dans la dysenterie. Les déjections augmentent et les douleurs croissent jusqu'au huitième ou dixième jour, ce qui varie suivant mille circonstances. La pression est peu douloureuse, le ventre n'est point tendu comme dans l'inflammation séreuse, et le malade peut se coucher sur tous les côtés. Enfin, les symptômes diminuent peu à peu; les tranchées se répètent à de plus longs intervalles; les déjections, plus abondantes, sont moins chargées de sang, et la maladie se réduit à une diarrhée ordinaire. Telle est la terminaison la plus favorable. Quant aux symptômes concomitants, la bouche est amère; il y a fièvre, qui varie singulièrement; quelquefois la maladie prend le caractère d'une autre affection, tel que celui d'adynamie, d'ataxie, etc. On ne doit jamais avoir égard à la fièvre, quand elle n'est que simplement concomitante.

L'autopsie cadavérique a montré diverses altérations de la membrane muqueuse, telles que rougeur plus ou moins grande, gonflement, quelquefois de petits ulcères, qui sont assez communs lorsque la maladie devient chronique. Un caractère particulier de la dysenterie est la déjection par l'anus de membranes plus ou moins larges et plus ou moins épaisses, qui présentent quelquefois la forme des intestins : c'est ce qui avait fait dire aux anciens que l'on rendait des portions d'intestin. Il est incontestable que ce ne sont point des intestins, mais bien de fausses membranes formées par le même mécanisme que celles qu'on trouve dans l'estomac à la suite des empoisonnements par l'acide nitrique.

La dysenterie aiguë ne se termine pas toujours aussi avantageusement que nous l'avons supposé. Quelquefois elle devient chronique : alors il y a rémission de tous les symptômes aigus; le dévoiement seul se maintient, et dure plus ou moins long-temps. D'autres fois, le dévoiement chronique survient spontanément, avec une douleur très peu intense, souvent nulle, mais des déjections fréquentes, tantôt de mucosité, tantôt d'eau simple; ordinairement il y a trouble des autres fonctions, prostration des forces, sécheresse de la peau, urine rare, marasme. Les malades finissent par succomber. Ces affections sont très communes dans les hôpitaux.

Le catarrhe des intestins est essentiel dans tous les cas dont nous avons parlé; mais d'autres fois il est purement sympathique, comme dans les fièvres ataxiques et adynamiques, où la maladie parcourt ses périodes comme à l'ordinaire.

Il est d'autres maladies qui donnent à la membrane interne des intestins un aspect semblable à celui qu'elle a dans les catarrhes chroniques : c'est la *chute du rectum* et le *volvulus*. Les enfants sont fréquemment exposés à ces maladies. Souvent la membrane interne s'épaissit et devient rouge ; en général tous les engorgements de la membrane muqueuse des intestins présentent ce même phénomène. La membrane interne peut aussi être le siége de tubercules squirrheux ; dans les intestins grêles, on les observe souvent après les dysenteries chroniques.

Un malade, après avoir beaucoup bu dans une chaleur extrême, ressentit une colique assez violente, qui se passa, et revint au bout de huit jours, avec tous les symptômes de la dysenterie ; deux jours après tout disparut, excepté le dévoiement. Un mois ensuite il se présenta à l'Hôtel-Dieu. Les douleurs, qui l'avaient quitté, reparurent bientôt d'une manière intense ; il se plaignait surtout de l'hypochondre droit et de la région de la vessie. On prit cette maladie pour une dysenterie chronique. Le malade tomba dans un marasme extrême. Durant les deux derniers jours il survint une péritonite qui l'emporta bientôt. A l'ouverture du cadavre, on trouva l'abdomen phlogosé, une matière ichoreuse s'était épanchée, des taches grisâtres paraissaient sur les intestins grêles, et d'espace en espace on y trouvait de petits tubercules squirrheux, ulcérés du côté de l'intestin, qui formaient une saillie dure en dehors; il y avait de plus rétrécissement marqué dans quelques portions du canal.

Dans certains cas de même genre, il se fait des éruptions à la surface de l'intestin.

Les intestins peuvent encore se couvrir d'aphthes qui ne diffèrent en rien de ceux des autres surfaces muqueuses.

Le *cancer des intestins* se manifeste surtout dans les gros; il est plus rare que celui de l'estomac. Rarement il circonscrit toute la portion d'intestin qu'il affecte, ce qui fait qu'il ne forme point de bourrelet comme au pylore. La portion malade perd toute son extensibilité. Quel que soit son siége, ce cancer présente la même disposition qu'à l'estomac. D'abord nulle altération des membranes fibreuse et séreuse, mais quand la maladie a fait des progrès, toutes s'entreprennent; les veines deviennent variqueuses, quelquefois il se fait une rupture de l'intestin, et les aliments tombent dans le péritoine; il y a douleur fixe de la partie, hémorrhagie par les selles, dévoiement habituel, vomissement par mouvement antipéristaltique.

A l'extrémité du rectum, les cancers présentent quelques particularités : on les connaît sous le nom de *squirrhes*. Quoique souvent on confonde plusieurs tumeurs différentes sous ce nom, telles que les hémorrhoïdes endurcies, les symptômes du cancer sont faciles à distinguer. Souvent les squirrhes sont produits par le vice vénérien. Quelle qu'en soit la cause, ils commencent par une pesanteur et un ténesme violent; les selles deviennent de plus en plus difficiles, et elles sont sanguinolentes, ce qui tient à un léger déchirement de l'intestin. Ces hémorrhagies caractérisent les cancers de toutes les membranes muqueuses. La difficulté d'aller à la selle augmente : les excréments sont moulés sur la forme de la tumeur; enfin il est presque impossible de les rendre. Outre ces symptômes on peut encore s'assurer de l'existence de la maladie par le toucher, en portant le doigt dans le rectum, et dans le vagin, chez la femme. Ces affections cèdent quelquefois à une compression méthodique; souvent aussi les malades en périssent. L'autopsie cadavérique montre que, dans le commencement de la maladie, la membrane interne n'est pas affectée, et que les tuniques sousjacentes présentent alors un volume assez considérable. A mesure que la maladie avance, elles se réunissent et forment une masse qui remonte assez haut. Les parois intestinales sont épaissies par les progrès du mal, le tissu cellulaire environnant et les organes voisins, tels que la vessie et la matrice, s'entreprennent : il en résulte une masse ulcérée et informe dans laquelle toutes les parties sont confondues.

L'*hémorrhagie* de la membrane muqueuse des intestins s'observe rarement, et, quand elle a lieu, elle est ordinairement symptomatique, comme dans la dysenterie. Cependant elle est quelquefois essentielle chez certaines femmes, par la suppression des règles : dans ce cas, la membrane muqueuse est intacte.

La *dilatation* des intestins peut dépendre du regorgement des matières fécales, disposition très commune dans le rectum, chez les vieillards, à cause de la faiblesse de cet intestin. L'absorption qui se fait sans cesse, rend les matières encore plus dures.

L'accumulation de l'air peut aussi distendre les intestins : on la nomme *tympanite*. Tous les auteurs en ont parlé, sans bien connaître cette maladie. Ils en ont fait diverses espèces, dont ils ont assigné le siége tantôt dans le tissu cellulaire voisin des intestins, tantôt dans la cavité péritonéale, tantôt enfin dans les intestins. Cette dernière espèce seule existe. Dans la tympanite, il y a deux choses à considérer, d'abord la cause qui produit les gaz, puis celle qui les retient dans les intestins. Quant à la première, ce sont sans doute les aliments qui dégagent plus ou moins d'air, lequel s'échappe ordinairement par l'anus. La nature de ces gaz varie, mais leur base est l'hydrogène sulfuré. La cause qui les retient paraît être l'atonie des fibres musculeuses, qui ont été trop distendues. Ce qu'il y a de singulier, c'est que la digestion peut se faire pendant un certain temps, sans que cet amas de gaz s'échappe.

Le *rétrécissement* des intestins, phénomène contraire, se remarque dans trois circonstances; on l'observe à la fin d'une longue abstinence; il peut être l'effet d'une maladie particulière; mais le plus souvent il est produit par l'anus contre nature, auquel cas les matières sortent sans une élaboration parfaite. Les intestins peuvent prendre un calibre extrêmement petit, sans jamais s'oblitérer.

La seconde membrane muqueuse s'enfonce dans les parties génitales, d'où elle va, chez l'un et l'autre sexe, tapisser la vessie et les parties environnantes, outre le vagin et la matrice chez la femme. Ses affections sont d'autant plus fréquentes qu'on l'examine plus près de son entrée.

ARTICLE XIV.

MALADIES DE LA MEMBRANE MUQUEUSE DU GLAND.

Le *catarrhe* est l'affection la plus commune de cette membrane. Il peut être de deux espèces. Souvent ce n'est qu'une excitation des glandes sousjacentes à la couronne du gland, produite, soit par le défaut de propreté, soit par une autre cause quelconque; fréquemment ce catarrhe n'est accompagné d'aucune inflammation. D'autres fois il est le résultat d'une cause vénérienne, qui agit sur le gland, comme elle fait sur l'urètbre. Il est alors plus intense que dans le premier cas, et parcourt ses périodes comme la gonorrhée, à laquelle il ressemble parfaitement.

Le *phimosis* survient souvent aussi à l'occasion de l'engorgement de la membrane muqueuse du gland, laquelle peut tenir, comme on le sait, à une simple cause extérieure, ou à un vice vénérien. Cette maladie produit l'impossibilité de découvrir le gland, par le défaut de dilatation du prépuce. Quelquefois c'est un vice de conformation. Le plus souvent le phimosis dépend de l'inflammation de la membrane muqueuse du prépuce, qui perd par là son extensibilité. D'autres fois il est dû à des callosités vénériennes du tissu cellulaire, ou il est le résultat d'une leucophlegmatie générale,

Le *paraphimosis* offre une disposition absolument analogue à la précédente, mais en sens inverse. Il consiste dans la difficulté et même l'impossibilité de recouvrir le gland avec le prépuce, qui se trouve rétréci derrière la couronne. Il peut quelquefois provenir de l'étroitesse naturelle du prépuce; souvent il est dû au gonflement de celui-ci, ou du gland couvert de chancres. Il survient parfois une inflammation très vive de la partie, et la gangrène pourrait s'ensuivre, si l'on ne recourait à l'opération.

Les *ulcères* sont encore une maladie propre à cette membrane. Ils peuvent être non vénériens ou vénériens. Les premiers résultent souvent d'un frottement trop fort, d'une cause quelconque qui produit sur le gland une espèce d'excoriation absolument analogue à celle de la peau lorsque l'épiderme est enlevé. Quant aux ulcères vénériens ou chancres, ils peuvent se manifester sous deux aspects. Les uns coïncident avec une gonorrhée, et pompent le virus qu'elle produit; dans ce cas, jamais ils ne présentent de callosités. Les autres sont déterminés par une cause vénérienne préexistante; ils offrent des callosités, des bords durs, et une suppuration de mauvaise nature, toujours abondante.

ARTICLE XV.

MALADIES DE LA MEMBRANE MUQUEUSE DE L'URÈTHRE.

Le *catarrhe* est la maladie principale de cette membrane. Tout écoulement muqueux par l'urèthre se nomme *gonorrhée* ou *blennorrhagie*. Quelquefois la gonorrhée est absolument indépendante du vice vénérien. Quant à celle qui reconnaît ce dernier pour cause, les symptômes en sont si connus, que nous nous occuperons seulement ici de l'inspection anatomique. Les anciens croyaient que la semence seule sortait dans l'écoulement gonorrhoïque, dont ils avaient placé le siége dans le testicule; d'autres l'ont supposé dans la prostate. On a observé depuis que, dans la gonorrhée, le canal seul était douloureux, et surtout dans sa portion antérieure. Morgagni, qui le premier s'est occupé de ces recherches, plaça le siége de la maladie dans les petites lacunes qu'on rencontre dans le canal, et qui ne sont que les orifices des canaux excréteurs des glandes qui y versent leur fluide. Ce n'est point dans ces lacunes, mais bien dans les glandes mêmes que siége la gonorrhée. D'après des observations récentes, on a toujours vu le canal un peu phlogosé à sa partie antérieure. Si l'on examine les phénomènes de la gonorrhée, on les trouve en tout semblables à ceux des autres catarrhes. D'abord douleur locale, excrétion peu abondante d'un fluide séreux, bientôt écoulement plus abondant et plus épais, ce qui prouve manifestement qu'il n'y a que la membrane muqueuse qui soit affectée. Souvent la maladie se guérit spontanément, d'autres fois elle entraîne des suites fâcheuses. L'humeur de la gonorrhée varie singulièrement, non seulement relativement à celle produite par le catarrhe des autres membranes, mais encore relativement aux diverses périodes de l'affection. Quelquefois la terminaison est une maladie réellement chronique, et l'écoulement se prolonge pendant quatre ou cinq mois ou plus; rarement on en meurt, mais le rétrécissement de l'urèthre en résulte souvent. Autrefois on ignorait la véritable cause de ce dernier. Les anciens croyaient qu'il tenait à des chairs fongueuses développées dans l'urèthre, idée déduite de la croyance où ils étaient que la gonorrhée dépendait de la suppuration de petits ulcères survenus dans le canal. On a dit aussi qu'il provenait de cicatrices ou de brides; en effet on en trouve quelquefois, mais ce n'est pas le cas le plus ordinaire. Souvent ce sont de petites tumeurs qui se développent dans le tissu cellulaire, font saillie dans le canal, et en diminuent le diamètre; plus souvent encore l'urèthre se rétrécit de lui-même, par un phénomène analogue à celui du rétrécissement de l'œsophage et de l'estomac. Il survient des accidents à la suite de ces rétrécissements : ainsi l'on voit naître des fistules urinaires, qui s'ouvrent en diverses parties.

Les gonorrhées sont presque toujours des affections essentielles; rarement il s'établit des sympathies entre les autres organes et la membrane de l'urèthre, ce qui tient à ce que les parties génitales ne participent presque jamais aux affections de l'économie.

Les *hémorrhagies* de l'urèthre sont assez peu communes. Il y en a d'accidentelles, mais les essentielles sont très rares. Dans ce cas, comment les distinguer du pissement de sang? Il suffit pour cela de comprimer l'extrémité postérieure de l'urèthre, et si le sang coule malgré cette compression, il ne peut être produit que par le canal.

Les *cancers* de la verge commencent rarement par la membrane de l'urèthre. Quel que soit leur siége primitif, cette membrane se trouve peu à peu envahie. Les parties voisines s'entreprennent, et quelquefois le mal se prolonge jusqu'au pubis: alors l'opération devient inutile, et le malade meurt dans d'affreux tourments. La prostate, dans ce cas, s'engorge, et elle est au cancer de la verge ce que les glandes de l'aisselle sont pour celui du sein. Dans un état avancé de la maladie, les parties sont absolument changées de nature, et ramenées à la consistance que l'on observe dans tous les cancers, disposition qui doit faire exception aux règles tracées dans les préliminaires de cet ouvrage.

ARTICLE XVI.

MALADIES DE LA MEMBRANE MUQUEUSE DU VAGIN.

La gonorrhée, chez les femmes, a son siége dans le vagin, et quelquefois aussi à l'orifice de l'urèthre : de là ces picotements qu'elles ressentent par le passage des urines. Le catarrhe peut tenir chez elles à toute autre chose que l'affection vénérienne; il se nomme alors *fleurs blanches* ou *leucorrhée*. Souvent la maladie est extrêmement légère, et absolument analogue à un faible coryza. Souvent aussi elle est plus intense, mais rarement alors n'est-elle pas vénérienne. L'affection ne s'étend pas jusqu'à la matrice, et se trouve bornée à l'orifice du vagin. Cette gonorrhée des femmes est absolument la même que celle des hommes, à l'exception de sa terminaison, qui souvent est la leucorrhée. On doit cependant rapporter les catarrhes chroniques du vagin à deux causes. Dans la première, les fleurs blanches tiennent à une affection locale, à un coït trop répété, à la suppression des règles, etc.; d'autres fois elles ne sont que symptomatiques. On dirait alors qu'elles tiennent à la constitution générale du sujet, dont l'extérieur dénote la faiblesse : teint pâle, cheveux blonds, indifférence extrême pour les plaisirs de l'amour, etc.

Ces affections, comme la gonorrhée, ne dépendent que de la sécrétion augmentée dans la membrane muqueuse ; elles sont toujours sans douleur. Les fluides qui en sont les produits varient en nature et en qualité; souvent ils sont si abondants, que les malades sont obligées de se garnir comme à l'époque des règles. Avant l'âge de puberté, la leucorrhée est rare ; cependant on la rencontre quelquefois.

ARTICLE XVII.

MALADIES DE LA MEMBRANE MUQUEUSE DE LA MATRICE.

Les hémorrhagies de la membrane muqueuse de la matrice sont très fréquentes; la plus commune est connue sous le nom de *menstruation*. C'est, comme on le sait, un écoulement naturel, qui commence chez les femmes à l'âge de puberté, et finit vers celui de quarante ou cinquante ans. Le siége de cet écoulement n'est point dans le vagin, mais bien dans la matrice : l'inspection cadavérique et l'expérience le prouvent. Si l'on prend la matrice d'une femme morte à l'époque des règles, qu'on la fasse macérer pendant vingt-quatre heures ; en la comprimant, on fait sortir du sang, sans désorganiser nullement la membrane muqueuse. Cette expérience n'a point le même résultat sur le vagin. Les règles ne coulent point par érosion, comme on l'avait prétendu, mais par pure exhalation, qui varie dans sa quantité comme dans sa durée. Il n'est pas rare, chez les jeunes filles, de voir cet écoulement précédé d'un léger flux blanchâtre. Puisque les règles ont leur siége dans la matrice, il est évident qu'elles doivent indiquer par leurs altérations les diverses affections de cet organe : c'est en effet ce que démontre l'observation. En outre, toutes les passions de l'âme, toutes les modifications générales du corps, agissent sur elles d'une manière marquée. Le vagin n'est point sujet à ces influences, et cette circonstance établit de nouveau le siége des règles dans la matrice. Au reste, les hémorrhagies utérines tiennent à une foule de causes que nous n'examinerons point ici.

Le *cancer* est une autre maladie de la matrice, qui en altère tous les tissus, et conduit tôt ou tard au tombeau. Cette affections est très commune, surtout dans les grandes villes. Elle peut affecter le corps ou le col de la matrice, rarement ou plutôt jamais le vagin. Ce n'est point une maladie de la jeunesse. Elle se montre ordinairement à la cessation des règles; cependant li est des cancers qui paraissent avant cette époque. Les causes du cancer de la matrice sont très variées : abus des plaisirs vénériens, répercussion des règles, de la gale, des dartres, etc. Quelle qu'en soit la cause, il s'annonce par un dérangement des menstrues, qui augmentent, se suppriment, ou changent d'époque : il est cependant des cas où elles ne sont point altérées, ce qui arrive surtout quand la maladie siège au col. Douleurs plus ou moins vives dans la région de la matrice; simple pesanteur d'abord, puis un tiraillement dans la région lombaire et à la partie supérieure des cuisses. Le ventre est insensible à la pression. L'état général du système est peu altéré; cependant il y a quelquefois perte d'appétit, vomissement. Si l'on touche les femmes alors, quand la maladie est au col, on le trouve dur, squirrheux. Il faut bien prendre garde de confondre cet état avec la disposition que présente le museau de tanche chez les femmes qui ont eu plusieurs enfants. Les squirrhosités siègent-elles dans la membrane muqueuse ou ailleurs, il est difficile de le déterminer. Quand la maladie se déclare avant la cessation des règles, elle semble languir jusqu'à cette époque; alors elle fait des progrès rapides; les symptômes dont nous avons parlé se déclarent : douleur très vive dans la région de la matrice, qui, quelquefois, souffre de la pression. La douleur des cuisses se propage jusqu'aux genoux; jamais elle ne les dépasse. Perte plus ou moins considérable; d'abord il sort du sang, quelquefois ce sont de vraies fleurs blanches. Bientôt ces fluides s'altèrent, et prennent un caractère particulier; ils alternent, dans leur flux, avec le sang. Le toucher apprend alors que la maladie a considérablement augmenté. Les malades périssent avant qu'elle ait parcouru ses périodes. On trouve diverses altérations dans le cadavre; si la maladie existe au col, il y a un très grand gonflement, et un bourrelet analogue à celui que l'on trouve au pylore en pareil cas. En général, les femmes ne meurent pas à ce premier période. C'est le plus souvent le période moyen qui les tue.

A cette époque, la douleur est plus intense, avec chaleur très vive et légère phlogose du vagin; les urines sortent avec douleur; l'écoulement continue, soit en rouge, soit en d'autres fluides ichoreux, toujours très fétides. Rarement les glandes de l'aine s'engorgent; ce sont plutôt celles du mésentère, et surtout les hypogastriques. Les fonctions se ressentent bientôt de cette affection locale; la digestion languit; perte d'appétit, dévoiement, marasme, pouls petit, peau sèche, point de sueur, infiltration des pieds, et même quelquefois leucophlegmatie. La peau du visage prend un caractère particulier; la face est de couleur plombée. Les femmes ordinairement périssent à ce période. Il n'y a point encore de désorganisation générale.

Au dernier degré, les symptômes sont encore plus intenses : dévoiement, marasme, etc. A l'ouverture du cadavre, désorganisation générale du corps de la matrice, à laquelle le vagin participe. Aussi, à sa partie supérieure, le tissu des organes se rompt-il facilement. La vessie et le rectum se trouvent collés aux parties malades. Il se fait souvent une crevasse dans ces organes. Toutes les glandes du mésentère sont engorgées. Souvent à ces cancers se joignent d'autres affections; l'engorgement des glandes est la plus fréquente; on voit aussi quelquefois des tumeurs lardacées dans le péritoine. Il est de ces altérations qui surviennent peu de temps avant la mort; ainsi, souvent on trouve une inflammation chronique du péritoine, comme nous l'avons vu à l'article du cancer de l'estomac. C'est le propre de ces cancers de s'étendre de proche en proche, tandis qu'une foule d'autres affections conservent leur siége primitif.

Nous ne parlerons point ici des *polypes* de la matrice, puisqu'il ne sont point propres à la membrane muqueuse qui tapisse cet organe.

Les *fongus*, au contraire, y appartiennent spécialement. Ils ne doivent point être considérés comme des cancers. Ils se montrent tantôt au museau de tanche, tantôt au fond de la matrice. Les femmes éprouvent toujours des pertes plus ou moins grandes; la tumeur grossit, et remplit bientôt la cavité de la matrice. Ces fongus sont analogues aux hypersarcoses des ulcères, mais ils sont bien plus mous, et saignent plus facilement. Les vaisseaux qui les pénètrent sont toujours capillaires. La douleur qui en résulte n'est point la même que dans le cancer. Souvent il se détache des lambeaux plus ou moins grands, qui tombent entre les grandes lèvres; le fongus se reproduit bientôt avec rapidité, et la maladie finit par le marasme.

Il est d'autres affections de la matrice sur lesquelles on a beaucoup écrit, mais qui se présentent très rarement : telle est l'hydropisie. Elle peut exister de deux manières; une poche peut se former entre la membrane muqueuse et les autres tuniques, et contenir une plus ou moins grande quantité de sérosité; d'autres fois ce sont des hydatides, petits kystes contenant un fluide albumineux, et qui sortent parfois spontanément. On croit qu'elles sont produites par des vers; nous en parlerons plus particulièrement à l'article du foie

Il en est de même de la tympanite de la matrice. Cet organe peut se trouver plus ou moins distendu par de l'air, qui probablement s'est introduit par le vagin, car il est difficile de croire qu'il puisse s'y développer.

ARTICLE XVIII.

MALADIES DE LA MEMBRANE MUQUEUSE DE LA VESSIE.

Le catarrhe peut affecter cette membrane. Il peut être léger, et n'être dû qu'à une irritation faible, telle que celle produite par la présence d'une sonde ou d'une bougie; il se dissipe alors aussitôt que la cause cesse d'agir.

Y a-t-il dans la vessie un catarrhe aigu qui puisse correspondre à celui de poitrine? Cette question n'est point résolue, quoique l'analogie semble indiquer l'affirmative. On n'a point encore d'observations bien exactes ni sur la marche ni sur les symptômes de cette maladie. Il n'en est pas de même des catarrhes chroniques, qui surviennent ordinairement chez les vieillards; il sort alors avec les urines un mucus abondant, qui se dépose au fond du vase. Ces affections catarrhales durent plus ou moins long-temps, et se terminent ordinairement avec la vie chez les vieillards; on trouve la membrane muqueuse plus épaisse, mais point désorganisée.

Les *ulcères* de la vessie sont également accompagnés d'excrétion muqueuse; mais en même temps il y a des phénomènes particuliers: douleur, difficulté d'uriner, souvent pissement de sang. A l'ouverture du cadavre, on trouve toute la surface de la vessie dure, épaisse, parsemée de taches noirâtres, et la maladie est toujours bornée à la membrane muqueuse.

La vessie est quelquefois le siége d'autres affections peu importantes, telles que le gonflement de la luette vésicale, qui s'oppose à l'écoulement des urines, et disparaît bientôt.

CHAPITRE VII.

MALADIES DU TISSU CELLULAIRE.

Le tissu cellulaire est, comme on le sait, interposé entre les organes, qu'il enveloppe et dont il pénètre la substance. C'est surtout dans l'interstice des parties que nous le considérerons sous le rapport des maladies qu'il peut éprouver. Ces maladies peuvent se ranger en trois classes : les unes, essentielles, y naissent spontanément, et y parcourent tous leurs périodes, comme le phlegmon ; d'autres ne dépendent que de la continuité de ce tissu avec des organes primitivement malades, comme le cancer ; d'autres, enfin, sont purement symptomatiques, comme la leucophlegmatie, qui tient à un vice organique. Cette distinction est réelle, et reconnaissable même au lit du malade.

Nous nous occuperons d'abord des maladies *essentielles*.

Le *phlegmon*, qui est le mode d'inflammation de ce tissu, se présente sous un aspect différent de l'inflammation de toutes les autres parties. Ses causes peuvent être externes ou internes. Quand il est très faible, les caractères de son invasion ne sont presque pas marqués. Lorsqu'il est plus intense, il y a frisson, chaleur, douleur de la partie; en deux ou trois jours elle prend un caractère particulier de pulsation; quelquefois on ne reconnaît pas cette dernière au toucher, et d'autres fois elle tient à l'action plus grande des artères sous-jacentes. En même temps il survient un gonflement d'autant plus marqué que l'on est plus près de l'état de la maladie. Cette tuméfaction doit être considérée sous deux rapports : à la partie moyenne, elle est plus rouge, et tient à l'inflammation proprement dite; à la circonférence, l'engorgement est bien moins inflammatoire; c'est plutôt un empâtement. La tumeur va toujours en augmentant. Observons qu'il n'est aucun tissu susceptible de gonflement, si ce n'est le tissu cellulaire. D'autres caractères distinguent son inflammation, tels que la pulsation et la chaleur. La rougeur ne disparaît point sous le doigt, comme dans l'érysipèle. Quant aux symptômes généraux, ils sont communs à toutes les inflammations, et l'on n'y doit faire qu'une attention secondaire. Souvent il y a des symptômes gastriques et une fièvre plus ou moins forte. A l'égard des exhalations et des sécrétions, il varie singulièrement, de même que l'état des forces. La durée de ces phénomènes est extrêmement incertaine; elle tient, comme on le sait, à l'état du malade, à son tempérament, et à l'intensité de la maladie; rarement cependant elle dépasse le septième ou huitième jour. On a peu d'ouvertures cadavériques du phlegmon dans ce premier état, dans lequel on trouve une diminution considérable de la tumeur; le boursouflement disparaît d'abord, et le phlegmon proprement dit s'affaisse d'autant plus qu'il était plus aigu; quelquefois il prend une couleur livide; on y distingue peu de vaisseaux, et le sang est évidemment épanché dans le tissu cellulaire. Au bout du sixième jour, ou plus tard, le phlegmon se termine; quelquefois c'est par résolution, beaucoup plus souvent par suppuration, caractère qui le distingue des autres phlegmasies. La résolution s'opère par la disparition des symptômes, de la douleur, etc.; la peau devient jaune, surtout à la circonférence, et peu à peu reprend son type naturel, mais ordinairement l'épiderme s'exfolie.

La suppuration s'annonce par des phénomènes particuliers; la douleur change de nature, et de pongitive elle devient tensive; la tumeur offre au centre une saillie plus rouge, la peau s'amincit, et l'on sent de la fluctuation. L'ouverture se fait ordinairement au dehors, si on laisse agir la nature, et le pus se porte à l'extérieur de préférence aux cavités. Quand on examine un dépôt, on voit ce pus paraître sous deux états différents.

La plupart des dépôts extérieurs ont leur pus en masse, et rassemblé dans un seul foyer, parsemé de quelques brides. Quant à ceux qui sont contenus dans l'intervalle des muscles profonds, le pus y est ordinairement infiltré dans les cellules du tissu voisin.

Comment s'opère la formation du pus? Cette formation dans le tissu cellulaire est un caractère qui le distingue essentiellement de celui des membranes séreuses et muqueuses, lequel n'est dû qu'à l'augmentation des fluides exhalés; au contraire le pus proprement dit diffère beaucoup du fluide qui humecte les cellules du tissu cellulaire. Il se forme bien évidemment par exhalation, et non par rupture, comme on l'avait prétendu; c'est ce qu'on prouve d'abord par l'analogie des diverses membranes. D'ailleurs, à la suite des grandes suppurations, on ne remarque pas d'érosion dans les dépôts qui les ont fournies. Mais comment se fait-il que les petits vaisseaux qui apportaient le sang propre à la nutrition de la partie charient du fluide purulent? On n'en sait rien, si ce n'est qu'il s'opère manifestement en eux un changement de sensibilité.

Le pus est un fluide visqueux, blanchâtre, légèrement collant, inodore, quand il est de bonne nature; il peut varier à l'infini.

L'inflammation chronique est un autre mode

de terminaison du phlegmon. Elle commence souvent à la suite des dépôts; la résolution ne s'opère pas en entier; les parties se durcissent, la cicatrice ne peut se former, et il reste une fistule.

La dernière terminaison du phlegmon est la gangrène. Elle peut dépendre de l'intensité de l'inflammation; mais souvent aussi elle est due à une cause délétère qui vient se mêler à la maladie primitive; c'est alors le *charbon*. On en distingue deux espèces: le symptomatique, dont nous ne devons point parler ici, et l'essentiel. Le charbon essentiel est une tumeur étendue, siégeant dans le tissu cellulaire sous-cutané. Sa couleur est d'un brun livide. Cette tumeur, plus dure que le phlegmon ordinaire, est souvent accompagnée d'empâtement lymphatique. Bientôt s'élèvent de petites phlyctènes à sa surface; il en sort de la sérosité, et l'on découvre au-dessous la peau gangrenée; l'eschare se forme, un cercle rougeâtre la circonscrit, enfin elle tombe; la sanie coule pendant quelque temps, et l'ulcère finit par prendre un meilleur aspect. La douleur dans ce charbon présente un caractère particulier de chaleur. Il y a toujours prostration des forces; du reste la maladie subit des modifications singulières suivant l'épidémie régnante.

Le tissu cellulaire, répandu dans toutes les

parties, présente des différences dans ses affections suivant l'endroit où on l'examine.

Le sous-cutané est plus exposé aux maladies, étant plus voisin de l'extérieur. Toutes les causes qui viennent du dehors agissent sur lui. Celui de la tête est plus souvent entrepris à la face qu'au crâne. Quel que soit son siége, le phlegmon sous-cutané présente constamment des caractères analogues et distinctifs; d'abord il est toujours circonscrit; il y a rougeur de la peau, seule membrane qui s'enflamme ainsi conjointement, ce qui tient évidemment à son organisation : sa surface interne se compose d'aréoles, qui logent une portion du tissu cellulaire ; c'est ce dernier qui s'infiltre dans la leucophlegmatie, et qui se détache dans la macération. De cette concomitance de la peau il résulte un phlegmon érysipélateux. Quand la résolution arrive, elle s'opère également dans cette partie ; la suppuration la désorganise et la perce : la même chose arrive dans la gangrène.

Le *furoncle* est une espèce d'inflammation qui appartient autant au tissu cellulaire qu'à la peau ; ses causes sont tantôt extérieures, comme la malpropreté, tantôt intérieures, et tiennent alors à une disposition particulière.

Dans le premier cas, ordinairement le furoncle est unique et plus ou moins volumineux ; dans le second, il y en a presque toujours un très grand nombre. Toutes les parties sont susceptibles d'en être atteintes, si ce n'est le crâne, la plante des pieds et la paume des mains. Il commence par une rougeur moins vive que celle du phlegmon; la tumeur fait des progrès, et sa marche est plus lente que celle de l'inflammation ordinaire. Dans l'espace de huit à dix jours, le sommet s'excorie, il en sort un flocon celluleux appelé *bourbillon*; alors la tumeur s'amollit et marche vers la guérison. Le pus n'est pas louable, et les parties adjacentes sont plus ou moins gonflées. Il ne survient point ordinairement d'accidents graves; quelquefois il y a un léger mouvement fébrile; mais, s'il y avait prédisposition, il peut se faire que les accidents soient plus intenses. L'inspection anatomi que prouve que le siége du mal est dansle tissu ellulaire et dans la peau, que le premier est détruit dans une partie de son étendue, et la peau percée comme un crible. Il y a une différence totale entre cette inflammation et le phlegmon : ici le pus est réellement infiltré, et la trace de la maladie n'existe point sur la peau après la guérison, tandis que, dans le phlegmon, il reste toujours une cicatrice.

Il existe du tissu cellulaire au-dessous des membranes muqueuses, comme sous la peau; mais il est moins abondant et plus serré; aussi est-il rarement le siége de phlegmons, qu'on n'observe guère que vers le rectum. Du reste, ce tissu n'est jamais graisseux ni infiltré.

Quant au tissu sous-séreux; il est beaucoup plus lâche et plus abondant, comme aux environs du péritoine ou de la plèvre; aussi est-il souvent le siége de dépôts; mais alors les membranes séreuses ne se comportent point comme la peau, et, au lieu de s'user, elles s'endurcissent par le contact du pus: par ce moyen elles préviennent sa chute dans les cavités, accident très rare. Cependant il est à remarquer que ces membranes séreuses ont une grande analogie avec le tissu cellulaire; mais il s'y trouve différemment organisé.

Le tissu sous-vasculeux ne s'enflamme jamais; son mode d'organisation est tout différent de celui qu'il a dans les autres parties : il ne s'y amasse jamais non plus ni sérosité ni graisse, et lors même que des dépôts viendraient à le pénétrer, la tunique interne des vaisseaux s'épaissirait comme les membranes séreuses.

Le phlegmon a souvent aussi son siége dans les intervalles des organes, et le pus qui s'y forme établit ce qu'on appelle des *fusées*. Tous les interstices des organes n'y sont pas également sujets; il peut en survenir à la face, au col, à l'abdomen et aux membres, mais c'est surtout devant la colonne vertébrale qu'on les observe. Ces dépôts, froids ou aigus, fusent peu à peu, et viennent paraître dans une partie plus ou moins éloignée : on les appelle *abcès par congestion.*

Le tissu cellulaire joue le rôle le plus important dans les plaies ; nous n'en parlerons ici que relativement aux phénomènes organiques qui s'opèrent en lui. Sous ce point de vue, les plaies se divisent en celles qui se réunissent par première intention, et celles qui guérissent par suppuration. Dans le premier cas, il y a inflammation du tissu cellulaire des deux lèvres, mises en contact, d'où il résulte adhérence et continuité de la partie, qui auparavant était divisée. On ne peut pas expliquer ce phénomène ; tout ce qu'on sait, c'est qu'il est fort analogue aux adhérences que l'on remarque à la suite des inflammations des membranes séreuses. La peau en conserve long-temps la trace, qui est indiquée par une cicatrice linéaire.

La plaie qui ne se réunit point par première intention reste plus ou moins long-temps à parcourir ses périodes, et elle se comporte alors comme s'il y avait perte de substance. Dans tous les cas, quel que soit le mode de division, il survient une série de phénomenes avant que la cicatrice soit formée : il y a d'abord gonflement des bords, et au bout de quelque temps le fond de la plaie devient rouge. Cette rougeur va toujours en croissant. A l'écoulement sanguin qui s'arrête succède un pus séreux, bientôt remplacé par un autre de meilleure nature. C'est à la bonne ou mauvaise qualité de cette humeur qu'est dû l'aspect louable ou désagréable de l'ulcère. Les progrès de la cicatrice sont aussi subordonnés aux médicaments que l'on emploie. Peu à peu les bords s'affaissent, et se rapprochent du centre; du fond l'on voit partir des bourgeons charnus, qui se réunissent bientôt les uns aux autres, et forment une espèce de membrane charnue couvrant le tissu cellulaire dénudé. Ces bourgeons sont de nature évidemment celluleuse, car leur naissance est d'autant plus facile que le tissu est plus abondant; d'ailleurs ils sont toujours de même nature, quel que soit l'endroit où on les considère.

Plusieurs auteurs ont cru qu'ils n'étaient que l'expansion du tissu vasculaire; mais ils ne sont nullement formés de vaisseaux. Ils sont recouverts d'une membrane, et remplis, dans l'interstice du tissu cellulaire, d'une substance blanchâtre, dont on ne connaît point encore la nature.

La *cicatrice*, comme nous l'avons déjà dit, est d'autant plus prompte à se former que les bourgeons charnus se développent plus vite. Une pellicule qui part des bords s'étend à la surface de ces bourgeons, et couvre toute la plaie. Cette substance n'est point la véritable cicatrice; elle ne sert qu'à protéger sa formation, de sorte que, quand cette opération de la nature est terminée, elle tombe en écailles. Alors la substance qui doit tenir lieu de la peau paraît, elle est d'abord rouge et très sensible; bientôt elle blanchit, et devient souvent plus dure que la peau même. Son épaisseur est en raison inverse de sa largeur, et subordonnée à la laxité des parties où on l'observe. Au scrotum, elle est beaucoup plus épaisse qu'au crâne. Cette cicatrice n'a rien de commun avec la peau; sa nature est totalement différente. Ce n'est autre chose que du tissu cellulaire épaissi et organisé. En général elle adhère aux parties sous-jacentes. Elle est extrêmement sensible aux variations de l'atmosphère, qui la rendent plus ou moins douloureuse.

Les *ulcères* affectent particulièrement le tissu cellulaire, quels que soient les organes qu'ils intéressent. Ils succèdent souvent aux plaies. Si, après qu'une plaie a parcouru les périodes ordinaires, la suppuration se trouve entretenue par une cause quelconque, cette plaie prend alors le nom d'*ulcère*. Les ulcères extérieurs peuvent affecter divers siéges. Les uns sont purement cutanés, tels que l'ulcère dartreux, ou ceux qui surviennent à la suite d'un vésicatoire. D'autres fois ils ont leur siége immédiat dans le tissu cellulaire, tels sont ceux qui succèdent au phlegmon, au furoncle, ou au charbon. Tous ces ulcères sont la suite de l'inflammation chronique du tissu cellulaire. Il en est d'autres qui intéressent les muscles, les aponévroses, dont on ne connaît point encore bien les altérations dans ces maladies. La vitalité de chaque organe est pour beaucoup dans l'état des ulcères. La plupart du temps ceux-ci intéressent plusieurs tissus à la fois; mais le tissu cellulaire joue toujours le rôle le plus essentiel, puisqu'il est le plus abondant, et que c'est lui qui produit le pus.

Dans l'ulcère simple, en général, les bords de la peau sont un peu gonflés; tout le tissu cellulaire est mis à nu et recouvert de bourgeons charnus; la suppuration, plus ou moins abondante, est une véritable exhalation. Quant aux parties sous-jacentes, elles sont ordinairement intactes.

Les ulcères peuvent présenter plusieurs complications. Souvent des fongosités les recouvrent en grande quantité; ce sont des chairs baveuses, toujours accompagnées de pâleur désignant le mauvais état de la plaie.

Les callosités sont encore une complication très fréquente; tous les organes en sont susceptibles. Ce n'est d'abord qu'un engorgement plus ou moins intense, mais qui va toujours croissant, de sorte qu'enfin le tissu cellulaire prend une consistance lardacée. Du reste ces callosités sont absolument inconnues dans leur nature. Elles peuvent prendre des caractères très différents. Dans l'ulcère simple, elles ne font ordinairement pas de progrès; mais quand il est malin, elles s'accroissent beaucoup. La peau participe souvent à cette complication.

L'état fistuleux est une autre complication des ulcères, qui ne consiste uniquement que dans leur variété de conformation, laquelle exige pour eux un traitement particulier. Les fistules sont ordinairement entretenues par le passage de la suppuration ou d'un autre fluide quelconque. Dans certains cas elles existent sans cause connue. Quelle que soit leur source elles n'ont rien de constant dans leur conformation. Le trajet fistuleux est ordinairement un peu phlogosé et calleux.

Les varices sont encore une complication des ulcères; elles sont extrêmement fréquentes chez les individus replets et faibles; il s'ensuit un gonflement œdémateux, qui se dissipe au moyen d'un bandage.

La *leucophlegmatie* est une autre affection du tissu cellulaire, presque toujours symptomatique. Cependant il y en a d'essentielles, qui sont toujours locales. Ainsi quelquefois, à la face, on voit une œdématie plus ou moins grande des paupières. C'est surtout dans les parties où le tissu cellulaire est le plus lâche, et dans celles qui sont les plus déclives, que l'hydropisie survient; telles sont les bourses et les extrémités inférieures.

Du reste, dans cette maladie, le tissu n'est nullement altéré, et ses cellules sont seulement dilatées. Le fluide épanché est transparent, et se coagule facilement par l'action des acides; c'est, en un mot, le même que celui qui se trouve sans cesse exhalé.

La *graisse* peut pécher par abondance ou par défaut. Dans le premier cas, il y a bouffissure. Quand cet embonpoint est peu considérable, loin de constituer une maladie, c'est au contraire un signe de santé. Parfois la graisse s'accumule en si grande abondance que réellement il en résulte un état pathologique; mais il y a cette différence entre lui et l'anasarque, que la graisse excessive ne conduit point à la mort; elle dénote seulement la faiblesse, le peu d'énergie des mouvements, et souvent l'impuissance, comme on le voit chez les eunuques. Cet embonpoint se développe à la faveur de certaines circonstances; c'est surtout vers la quarantième ou cinquantième année qu'on le remarque, de même qu'en général chez tous ceux qui mènent une vie sédentaire, et qui jouissent des plaisirs de la table. L'abdomen est particulièrement le siége de cet amas de graisse, qui a lieu tantôt dans la cavité même, tantôt seulement dans les parois. On n'a jamais vu cet état coïncider avec une affection organique. Outre l'abdomen, les autres parties du corps, le cou, la poitrine, les extrémités, peuvent aussi se charger de graisse.

Quelquefois la graisse disparaît de l'économie. Une maigreur modérée ne désigne jamais un état maladif. Cependant si elle est trop considérable, si elle coïncide avec un état de faiblesse, alors elle est ordinairement le symptôme d'un vice organique, surtout dans le poumon. Cette maigreur peut aussi survenir dans les passions tristes; mais dépend-elle alors d'une affection immédiate du tissu cellulaire? Il est plus probable qu'elle succède à quelque altération organique. Les exercices violents, le changement d'air, le défaut de nourriture, sont autant de causes qui peuvent produire l'amaigrissement. Quelquefois au défaut de graisse se joint la leucophlegmatie.

Les *tumeurs enkystées* ont aussi leur siége dans le tissu cellulaire. On en distingue de deux espèces, les loupes et les kystes proprement dits. Il y a deux sortes de loupes, les méliceris et les athérômes. Les loupes peuvent survenir dans toutes les parties du corps. On en trouve au crâne, au dos, à la face. Elles sont toujours implantées dans le tissu cellulaire sous-cutané, et la peau qui les recouvre est ordinairement intacte. Elles peuvent être isolées ou rassemblées plusieurs ensemble sur le même point; elles varient dans leur forme et leur volume. La dissection y montre une espèce de sac sans ouverture, qui contient un fluide; la surface externe de ce sac est unie au tissu cellulaire ambiant; l'interne, lisse et polie, correspond au fluide. Il varie dans son épaisseur, de sorte que les kystes qui contiennent le fluide le moins coulant sont ceux dont les parois ont le plus d'épaisseur. Tantôt il y a des brides à l'intérieur de ces sacs, tantôt il n'y en a point. Quant au fluide, il varie singulièrement; tantôt il ressemble à du miel, tantôt à du caséum. Il paraît que ces variétés sont purement accidentelles. Sa couleur n'est pas moins variable. Du reste, quelles que soient sa couleur et sa consistance, l'albumine paraît en faire la base.

Les physiologistes ont cherché à expliquer la formation des kystes. Il paraît que la membrane de ces sacs a beaucoup d'analogie avec celle de la cicatrice, qu'elle se produit par la génération de bourgeons charnus, et non par l'aplatissement des cellules, comme le prétendaient les anciens, ce qui serait absolument contraire à toutes les lois de l'économie.

Il y a encore des kystes proprement dits, dans lesquels se trouve contenue une sérosité presque limpide. Ces tumeurs sont absolument analogues aux précédentes. On en trouve dans l'abdomen et dans d'autres parties; mais c'est surtout le long des cordons spermatiques qu'on les rencontre :

rarement le fluide qu'elles contiennent est altéré.

Les *kystes de l'ovaire* n'appartiennent point réellement au tissu cellulaire; mais nous en parlerons ici parcequ'ils ont beaucoup d'analogie avec ceux de ce tissu.

Un grand nombre de cadavres offrent des traces de cette hydropisie qui dépend presque toujours d'une altération quelconque dans la menstruation, soit qu'elle se déclare à la cessation des règles, soit qu'elle paraisse avant cette époque. Quelle qu'en soit la cause, on ne peut reconnaître cette maladie dans les commencements. Les femmes éprouvent bien une pesanteur dans la partie, mais ce n'est point une douleur décidée. La maladie entraîne fort peu d'altérations générales; quand elle commence à se bien caractériser, il est quelques signes qui la font reconnaître, par exemple le volume du ventre. Mais à ce seul signe on pourrait confondre l'hydropisie de l'ovaire avec l'ascite. Pour distinguer ces deux maladies, on a recours aux signes commémoratifs. Dans l'ascite, il y a eu une maladie précédente; dans l'hydropisie de l'ovaire, il n'y a eu que dérangement des règles. Dans ce dernier cas, la tumeur naît circonscrite; dans le premier, tout le ventre se tuméfie à la fois. Dans le kyste de l'ovaire, il n'y a point d'infiltration des extrémités inférieures; la maladie fait des progrès très lents, car on en a vu qui dataient de huit à dix ans. Mais de cette énorme distension résulte à la fin un trouble des fonctions ; la digestion se dérange, et le pouls est faible, comme dans toutes les hydropisies. L'urine est de toutes les sécrétions celle qui présente le plus de variétés; tantôt elle est abondante, tantôt elle se supprime, et, suivant ces deux cas, l'hydropisie s'accroît ou diminue. La peau est aride, l'exhalation pulmonaire presque nulle, et la maigreur extrême. L'autopsie cadavérique montre l'ovaire énormément dilaté; il s'est établi à sa face interne une espèce de fausse membrane. Quelquefois sa cavité est divisée en deux. Le fluide qu'elle contient est toujours altéré; il présente des couleurs et des densités différentes.

Le *stéatôme* est aussi une tumeur qui se développe dans le tissu cellulaire, et qu'entoure une membrane, moins sensible seulement que celle qui forme les kystes. Cette membrane envoie dans l'intérieur des prolongements qui forment des cellules et logent le fluide. Celui-ci est beaucoup plus dense et plus solide que dans le mélicéris; il a un aspect jaunâtre, et contient beaucoup d'albumine. Ces sortes de tumeurs peuvent survenir dans toutes les parties du corps, mais surtout sous la peau. Elles s'y font reconnaître par une dureté toute particulière; si on les incise il n'en découle rien. La tête, le cou, le tronc, en présentent souvent; on en rencontre aussi dans les cavités, celle du crâne exceptée, où le défaut de tissu cellulaire rend impossibles les maladies dont cet organe est le siége Il n'en est pas de même dans la poitrine; comme elle offre beaucoup plus de tissu cellulaire, il se développe quelquefois des stéatômes dans sa cavité; ces tumeurs causent alors des accidents particuliers, relatifs à l'organe qu'elles avoisinent : il est impossible d'en reconnaître l'existence, et l'on ne peut que les soupçonner. Dans l'abdomen, elles surviennent souvent au milieu du mésentère, et causent des douleurs abdominales vives; vers la fin, elles forment une telle saillie qu'on les sent au toucher. D'abord il n'y a point de trouble dans la digestion, mais enfin le marasme survient et amène la mort. On peut aussi rencontrer des stéatômes dans la cavité du bassin. On en voit également aux membres. Ces tumeurs sont à peu près semblables partout; elles varient cependant par le volume. Celles que l'on trouve sous la peau peuvent être très petites; mais, dans les cavités, elles acquièrent quelquefois un volume énorme : il n'est point alors de signes pathognomoniques pour les reconnaître, si ce n'est la dureté qu'on leur trouve par le toucher, et l'altération des organes qu'elles gènent par leur volume.

Le *lipome* est une tumeur à peu près semblable à la précédente, qui survient toujours dans le tissu cellulaire sous-cutané. Cette tumeur est plus ou moins volumineuse, et souvent elle présente un pédicule. Elle est formée par un amas de graisse, quelquefois altérée dans sa nature.

ARTICLE I.

DES AFFECTIONS PAR CONTIGUITÉ DU TISSU CELLULAIRE.

Il n'est point de système qui ressente plus promptement l'influence des organes malades que le tissu cellulaire. Cette sympathie semble dépendre de son mode de disposition dans la structure générale des organes dont il fait la base. Ainsi, quand un organe se trouve affecté, le tissu cellulaire qui le compose l'est bientôt aussi, et, d'après cette loi établie précédemment, que les maladies peuvent se propager dans les tissus de même nature, le tissu cellulaire voisin ne tarde pas à l'être également. Ainsi dans le phlegmon, toutes les parties ambiantes éprouvent un gonflement plus ou moins considérable; dans l'érysipèle, le même phénomène a lieu. Dans les fractures, les contusions, etc., on observe un boursouflement des parties voisines, qui, à coup sûr, diffère de l'inflammation; ce n'est point un œdème, car, en pressant, l'impression du doigt ne reste point ; d'ailleurs il y a une sensibilité particulière, qui n'existe pas dans cette dernière maladie. Ce n'est point un emphysème, puisque l'on ne sent point de crépitation, et que d'ailleurs l'emphysème ne survient qu'après la rupture d'un organe qui contient de l'air. Il paraît que ce phénomène n'est dû qu'à une excitation particulière du tissu cellulaire.

C'est surtout le tissu sous-cutané qui s'engorge dans le phlegmon, dans l'érysipèle ou dans la goutte. Il en est de même de celui qui environne les membranes séreuses ; ainsi, dans l'entérite, la tension du ventre n'est due qu'au boursouflement du tissu cellulaire de l'abdomen. Rarement un grand gonflement accompagne l'inflammation des membranes muqueuses, ce qui tient sans doute à la densité du tissu cellulaire qui les avoisinent.

Cette tendance du tissu cellulaire à participer aux maladies peut opérer le transport d'une affection d'un organe à un autre. Ainsi l'inflammation de la plèvre peut passer au poumon, et toutes les fois qu'un organe voisin se trouve participer à la maladie, c'est par l'intermédiaire du tissu cellulaire. Après la mort, le gonflement qui accompagne l'inflammation disparaît presque en entier. Quand les affections sont chroniques, le tissu cellulaire y participe plus ou moins, comme on le voit dans les cancers et les vieux ulcères.

Un autre phénomène de contiguité du tissu cellulaire, consiste dans la leucophlegmatie, qui est quelquefois symptomatique, mais qui souvent s'opère aussi par contiguité des organes malades. Ainsi l'on voit parfois des infiltrations locales autour des vieux ulcères. Au reste, la maladie est la même que dans l'infiltration sympathique ; la cause seule diffère.

L'*emphysème* peut être rangé parmi ces maladies ; il n'arrive qu'aux environs de la poitrine, et dans quelques cas de gangrène. On le rapporte à trois circonstances : aux efforts de la poitrine et du poumon dans les cris violents, parce qu'alors une cellule bronchique se rompt, et que l'air qui en sort, suivant le trajet des vaisseaux axillaires, vient se répandre dans le col ou sur les parties latérales de la poitrine ; aux fractures des côtes, et aux plaies pénétrantes de poitrine. Quand l'emphysème n'est que local, il se dissipe bientôt au moyen de quelques compresses résolutives ; mais quand il est général, il entraîne la mort.

ARTICLE II.

DES AFFECTIONS SYMPATHIQUES DU TISSU CELLULAIRE.

L'*œdématie* est une des maladies les plus fréquentes du tissu cellulaire dans les fièvres aiguës, et même dans les intermittentes qui se prolongent un peu. On trouve souvent alors une légère œdématie des jambes, plus intense vers le soir, et qui se dissipe dans la nuit. Dans les maladies organiques, ce phénomène est extrêmement commun. Les affections du foie, de la rate et surtout du poumon, causent une leucophlegmatie qui commence ordinairement par l'infiltration des jambes, et qui se complique souvent de l'hydropisie des membranes séreuses.

L'*amaigrissement* est aussi un phénomène symptomatique du tissu cellulaire, car il ne survient jamais qu'à l'occasion de quelque affection primitive. Certaines maladies organiques ne l'entraînent pas, telles que celles du cœur et du cerveau; mais celles du poumon et beaucoup d'autres l'occasionent toujours.

Les *hémorrhagies* du tissu cellulaire sont encore à ranger dans la même classe. Il en est bien d'accidentelles, telles que celles qui suivent les contusions; alors elles se font par rupture, et le sang qui s'épanche est bientôt absorbé. Il en est aussi de spontanées; celles-là elles n'ont guère lieu que dans le scorbut, maladie qui affecte toute l'économie en général. L'examen extérieur des scorbutiques nous offre des taches de deux espèces : tantôt elles sont très larges, et occupent une partie du membre; d'autres fois ce ne sont que de simples pétéchies. On trouve ordinairement ces deux espèces isolées; les cuisses, les jambes, les fesses et les bras en sont le siége, mais rarement le tronc, et jamais la face. Quelle que soit la cause de ce phénomène, à l'autopsie cadavérique on trouve que les plaques dépendent d'une simple extravasation dans le tissu cellulaire. Quant aux pétéchies, on les aperçoit dans l'endroit d'où sortent les poils; souvent aussi l'infiltration sanguine a lieu dans les muscles mêmes, et alors elle ne s'aperçoit pas à l'extérieur. Il est assez probable que ces hémorrhagies scorbutiques se font par exhalation.

Enfin le tissu cellulaire, dans beaucoup de maladies, prend une flaccidité et une laxité particulières. C'est ce qu'on voit dans la vieillesse. On le remarque aussi chez les adultes, à la suite des maladies aiguës, où toutes les parties sont flasques, et ne reprennent leur ton qu'avec la santé. Cette flaccidité joue un rôle particulier à la face; c'est elle qui produit la décomposition des traits du visage.

CHAPITRE VIII.

MALADIES DU POUMON.

Le poumon n'a point été considéré jusqu'ici comme un tissu simple, puisque c'est un organe; cependant, en pathologie, on doit le regarder comme tel, attendu que son analogue ne se trouve nulle part. Il diffère surtout des autres organes par ses maladies. Son inflammation, par exemple, n'a rien de commun avec les autres : la marche en est plus rapide; le pus a une nature et une odeur toutes particulières. Les tubercules sont exclusifs à cet organe, ainsi que les concrétions calculeuses. Les maladies du poumon sont extrêmement communes, ce qui tient sans doute aux relations intimes de cet organe avec les corps extérieurs. Nous parlerons d'abord de ses affections essentielles, puis de ses sympathies.

ARTICLE I.

DE L'INFLAMMATION DU POUMON.

La *péripneumonie* est la première des affections du poumon. Cette inflammation est plus fréquente que celle de la plèvre; elle dépend ordinairement du passage subit du chaud au froid. Quoi qu'il en soit de sa cause, voici ses phénomènes : son invasion se fait par frisson, fièvre, point de côté plus ou moins intense. Quelquefois elle a lieu en chaud ; dans certains cas, la fièvre précède pendant deux ou trois jours ; le point de côté augmente ; au bout de trois ou quatre jours il est à son plus haut degré. Lors de l'état, le malade éprouve une douleur très vive à la poitrine, tantôt des deux côtés, tantôt d'un seul côté, suivant que les deux poumons sont affectés ou l'un d'eux seulement. Souvent il ne rapporte cette douleur à aucun endroit. Ce n'est point le sentiment pongitif de la pleurésie, mais une oppression qui fatigue beaucoup ; quelquefois aussi la douleur est locale. La respiration est gênée, mais d'une autre manière que dans la pleurésie. Les petites inspirations ne sont pas douloureuses. A cet étouffement, se joint une toux plus ou moins forte et fréquente ; dans les premiers jours elle est sèche ; mais au bout de trois ou quatre l'expectoration commence ; tantôt les crachats sont blancs, tantôt ils sont mêlés de stries sanguines ; quelquefois ils sont d'un jaune rouillé ; cette couleur n'indique point l'embarras gastrique. L'expectoration varie aussi suivant le temps où on l'examine.

Dans l'intensité de la pleurésie, le malade ne peut se coucher que du côté opposé à la maladie.

dans la péripneumonie, la situation est indifférente, la pression extérieure n'est point douloureuse. Quant à la percussion, ses résultats varient suivant l'état de la maladie; dans le commencement le son est clair, vers la fin il est obscur. Quand les deux maladies s'allient, il en résulte des phénomènes communs, ce qui importe peu pour le traitement, puisqu'il est toujours à peu près le même.

Quant aux phénomènes généraux, l'état des organes digestifs varie singulièrement. Ordinairement il y a embarras gastrique, quelquefois dévoiement, d'autres fois constipation; il y a toujours fièvre concomitante; le pouls n'a rien de fixe. Il en est de même des sécrétions et des exhalations; l'urine est ordinairement briquetée dans le commencement. La nutrition ne s'altère pas, puisque la maladie est très aiguë. Les fonctions cérébrales sont ordinairement intactes; cependant il y a quelquefois du délire. Quant aux forces, elles sont en général diminuées; quelquefois la débilité augmente, et alors la maladie prend un caractère d'adynamie, qui souvent est plus tranché que la maladie primitive.

La terminaison la plus ordinaire de la péripneumonie est la résolution. La maladie parcourt ses périodes jusqu'au huitième ou dixième jour; alors l'embarras cesse avec la toux, et les crachats reviennent à leur état naturel. Cette terminaison n'est ordinairement marquée par aucune crise, telle qu'une sueur, une hémorrhagie; seulement le sang disparaît des crachats, qui sont souvent très abondants pendant quelques jours.

Une autre terminaison, c'est la suppuration. Tous les auteurs en ont parlé, et l'ont désignée sous le nom de *vomique*. On dirait, à les entendre, qu'elle est très commune; mais l'observation la montre rarement. On rencontre bien quelquefois des points purulents dans le poumon, mais trop peu considérables pour être regardés comme des foyers. Il est un autre mode de suppuration plus propre au poumon, c'est l'infiltration de son tissu par une matière séreuse et blanchâtre, qui lui donne l'aspect carnifié; aussi l'appelle-t-on alors *hépatisé*. Voici les signes qui font présumer cet état sur le vivant : vers le neuvième ou dixième jour, point de rémittence, les crachats sont de même nature, la respiration est de plus en plus gênée, surtout quand le malade a pris quelque boisson, le coucher difficile du côté sain : la percussion devient plus obscure ; la prostration s'accroît ; presque toujours il y a rougeur des pommettes, ce qui est ordinairement un signe tranché des affections du poumon. Les symptômes vont toujours en s'accroissant, et quelquefois le malade périt subitement. Cette terminaison est fréquente dans la péripneumonie compliquée d'adynamie ou d'ataxie; dans la bilieuse et dans la simple, elle est bien moins fréquente. Il est à remarquer que, dans les complications d'adynamie, les malades ne périssent jamais par celle-ci, mais toujours par l'affection du poumon, ordinairement au bout des quatre ou cinq premiers jours de la complication. Quoi qu'il en soit, dans ces terminaisons on trouve le poumon épais, pesant trois ou quatre fois plus que dans l'état sain. Il n'est aucun organe susceptible d'acquérir une augmentation si prompte de pesanteur. Cette facilité à se laisser pénétrer paraît tenir d'abord à l'extensibilité du poumon, comme on le voit aussi dans les cas d'asphyxie, avec cette différence, que, dans cette dernière, l'organe ne va pas au fond de l'eau, tandis que lorsqu'il est carnifié, il peut même entraîner des substances légères après lui. Dans ce cas, on dirait que ce n'est point le fluide qui a augmenté, mais la partie solide; on peut cependant se convaincre du contraire en faisant macérer une portion du poumon hépatisé. Si on l'exprime quelque temps après, on le fait revenir à son état naturel, en le dégageant du pus qu'il contenait. Cette disposition existe tantôt dans un poumon, tantôt dans les deux, tantôt enfin dans une de leurs portions seulement, et c'est alors vers la partie supérieure. Ainsi engorgé, le poumon perd son extensibilité; si on le tire, il se déchire facilement, et ne s'étend point. A l'égard des vaisseaux qui s'y trouvent, ils deviennent semblables à ceux du foie; on trouve leurs orifices ouverts lorsqu'on les coupe transversalement. Quant à l'état extérieur, la plèvre est la plupart du temps saine; mais quelquefois aussi elle est phlogosée, et présente même un léger épanchement séreux. L'état de la circulation dépend souvent du genre de mort : ordinairement les artères sont vides.

La terminaison par gangrène est très rare, même dans les complications d'adynamie: une autre plus commune, c'est l'inflammation chronique. Il y a bien alors rémittence, mais tous les symptômes persistent. On éprouve un sentiment de suffocation, commun aux maladies du cœur. Quand la phthisie ne succède pas, ce qui est rare, le malade périt au quarantième ou cinquantième jour, plus ou moins. Boerhaave a bien décrit la péripneumonie latente, qui suit à la vérité quelquefois l'aiguë, mais qui peut aussi en être indépendante, et commencer la phthisie.

ARTICLE II.

DE LA PHTHISIE.

La *phthisie*, maladie organique du poumon, présente, dans les premiers temps, des variétés infinies, ce qui tient à la marche variée que suit chacune des affections de l'organe, et à la diversité des causes qui leur donnent naissance. Vers la fin, au contraire, toutes les phthisies se trouvent ramenées aux mêmes symptômes, et elles exigent alors un traitement uniforme.

Le plus grand nombre des auteurs ont rapporté ces maladies à trois classes : la première renferme le commencement, la deuxième montre les symptômes plus intenses, et la troisième enfin est le dernier période.

Dans le premier état, il est impossible de considérer en général les symptômes de la phthisie, puisqu'elle peut être la suite d'une infinité de maladies; aussi serons-nous obligés d'en traiter isolément. Quant aux troisième et quatrième degrés, nous en parlerons en général.

Les causes qui procurent le premier degré de la phthisie, quoique très nombreuses, peuvent se rapporter à certains chefs, comme une disposition héréditaire, une affection aiguë du poumon, la suppression d'une évacuation, un virus quelconque, etc.

La phthisie héréditaire ne dépend point, comme les anciens le prétendaient, d'un virus transmis avec la semence, qui ne se développe qu'à une certaine époque; elle tient évidemment, ainsi que les autres maladies analogues, à une conformation particulière, propre à certaines familles. Ces différences portent tant sur la conformation extérieure que sur la structure des organes, de sorte que l'on pourrait dire, à cet égard, que chaque famille a son tempérament, lequel dispose quelquefois à telle ou telle maladie, qu'on nomme alors héréditaire.

Quant à la disposition qui menace de la phthisie, c'est une constitution grêle; la peau est d'une finesse et d'une blancheur remarquables; la face et surtout les pommettes sont plus ou moins colorées en rouge; la poitrine est peu développée, très resserrée, surtout vers le haut, les épaules et les clavicules par conséquent rapprochées. La partie inférieure participe souvent aussi à ce rétrécissement; la conformation du sternum s'en ressent également. Elle n'entraîne cependant pas toujours la phthisie, tandis que l'on voit des sujets bien conformés en être atteints : sans doute que, malgré la non-apparence extérieure, il existait chez ces derniers une cause prédisposante siégeant dans le poumon. Les phthisies qui suivent les catarrhes, les péripneumonies, surviennent à tous les âges; mais, pour celle-ci, elle est l'apanage de la jeunesse, et se montre rarement après l'âge de vingt-cinq ou trente ans, époque à laquelle la nutrition se porte particulièrement vers la poitrine. Lorsqu'elles reconnaissent pour cause un vice héréditaire, les phthisies sont presque toujours tuberculeuses. On appelle tubercules des granulations qui, venant à grossir peu à peu, suppurent, et par leur amas forment des vomiques. Cette affection est exclusive au poumon : les éruptions miliaires n'ont rien de commun avec elle. Les auteurs ont prétendu que son siége était dans les glandes lymphatiques, mais l'on n'a aucune raison pour le croire. Outre qu'il est encore fort douteux qu'il existe de pareilles glandes dans le parenchyme du poumon, elles se gonflent dans les phlegmasies, et deviennent apparentes, d'insensibles qu'elles étaient auparavant; or on n'observe rien de semblable dans l'inflammation du poumon. Les glandes du voisinage offrent bien du gonflement dans la phthisie, mais ce phénomène n'est point particulier à cette maladie. Ces sortes de tubercules, plus ou moins nombreux, commencent à la partie supérieure du poumon; quand ils ont dégénéré en petits abcès, alors il en naît d'autres à l'extrémité inférieure, qui commencent également à suppurer quand la vomique est formée à la partie supérieure: le pus qui en sort était contenu dans une espèce de petit kyste. Lorsque l'affection se déclare, la douleur survient, le moindre mouvement essouffle, et cause de la toux; celle-ci se soutient toujours sèche; elle augmente; l'amaigrissement général fait des progrès rapides; il y a chaleur aux pommettes, à la paume des mains et à la plante des pieds. On peut être alors certain qu'il existe des tubercules dans le poumon. Quelquefois, mais rarement, la mort arrive à cette époque : plus souvent au deuxième ou troisième degré.

Les pleurésies, et plus souvent encore les péripneumonies, produisent la phthisie. Alors la maladie parcourt ses périodes comme à l'ordinaire, et finit par les symptômes de la phthisie, qui peu à peu font des progrès; enfin le malade meurt. Certains catarrhes peuvent aussi la produire, et cette terminaison est assez commune chez les vieillards. D'abord, la maladie devient chronique, la toux se perpétue, et enfin la phthisie se déclare. L'hémoptysie prend aussi la plupart du temps cette terminaison, et souvent elle n'est elle-même que consécutive à une autre affection. On a considéré aussi l'inspiration des vapeurs âcres et irritantes comme susceptible de causer cette maladie, mais cela se remarque rarement. Une autre cause consiste dans la suppression des évacuations, l'ablation d'une tumeur volumineuse, la cure d'un ulcère invétéré, la répercussion de certaines maladies cutanées, comme les dartres, la gale; la suppression d'une fièvre quarte dans son invasion. Enfin la phthisie se complique quelquefois d'un vice scrofuleux ou vénérien. Reconnaissant tant de causes différentes, elle doit nécessairement varier dans ses commencements; mais quand elle est parvenue au deuxième degré, alors toutes les variétés se rallient à des symptômes communs, et la phthisie suit le même ordre dans sa marche, quelle qu'en soit la cause primitive. Au deuxième période de la maladie, la douleur de poitrine commence à être assez marquée; tantôt elle occupe un point fixe, tantôt elle est irrégulière, tantôt elle existe vers les reins, d'autres fois vers l'épigastre, et, ce qui est à noter, elle ne se fait jamais sentir dans le point de la suppuration. Cette douleur porte un caractère particulier; elle n'a point la vivacité de celle du cancer, ni le caractère de la tension inflammatoire : c'est un chatouillement spécial. Il est des malades qui, pendant l'affection, n'éprouvent point cette douleur, quoique tous les autres signes subsistent. Elle peut éprouver des rémittences; elle cesse quelquefois pendant quinze jours ou trois semaines, et revient ensuite avec plus d'intensité.

La respiration est toujours plus ou moins lésée. Quand le malade garde un parfait repos, alors elle est facile; mais la moindre agitation, la moindre passion de l'âme, l'action seule de manger, suffisent pour déterminer des suffocations qui forcent le malade à rester immobile. Cet étouffement est un symptôme commun avec les maladies du cœur; mais il est certains caractères qui servent à le faire distinguer dans les deux cas.

Dans la phthisie, il ne revient pas par accès, comme dans les maladies du cœur, où il se manifeste surtout le soir. A cette époque, il y a bien exacerbation de symptômes dans la phthisie, mais elle n'est point aussi considérable; d'ailleurs, il est rare que, quand le malade reste tranquille, il survienne un étouffement extraordinaire, qui est, au contraire, particulier aux maladies du cœur. Dans cette dernière affection, pendant cet accident, il y a des palpitations, les lèvres et le nez sont violets, toute la face présente une espèce de bouffissure, Dans les phthisies, au contraire, lors des accès, ce sont surtout les pommettes qui se colorent. Il y a toujours une toux plus considérable que dans les maladies du cœur, où elle est presque nulle. Il est important de bien distinguer ce symptôme d'étouffement, car il est essentiel et caractéristique; il est toujours d'autant plus sensible que la maladie est plus avancée. La toux est encore un symptôme appartenant à l'organe affecté; tantôt elle est sèche, tantôt humide; elle augmente surtout le soir, pendant l'exacerbation de la fièvre hectique, ainsi qu'après le repas. Cette toux varie singulièrement; quelquefois elle est intermittente, et se montre à certains jours et à certaines époques de la journée.

L'expectoration, chez les phthisiques, se compose quelquefois de pus; ordinairement il est fort difficile de décider si les crachats en contiennent, car ils sont, la plupart du temps, très analogues à ceux que l'on rend à la fin des péripneumonies ou des catarrhes de poitrine; mais ce signe est peu important, car l'ensemble des autres caractérise assez la maladie. Quoi qu'il en soit, le pus rendu présente des variétés infinies : quelquefois les crachats n'en contiennent point; d'autres fois ils en sont mêlés, et dans quelques cas enfin il est expectoré pur. Dehaen croyait que le pus se formait sans ulcérations et était fourni par exhalation, mais ce système est évidemment contraire à toutes les notions physiologiques. Le malade peut cracher des grumeaux plus ou moins consistants : en effet, on trouve de ces concrétions dans les vomiques. D'autres fois les crachats sont noirs ou verts; rarement ils contiennent des graviers : cependant les auteurs ont parlé de cet accident, et en ont formé une espèce de phthisie, qu'ils ont nommée calculeuse; mais c'est une maladie différente, comme nous le verrons. Quelquefois les crachats amènent des parties filamenteuses; sont-ce des portions de poumon? Si l'on en croit les ouvertures de cadavre, cela est possible. Souvent les malades rendent aussi du sang avec le pus. L'hémoptysie précède presque toujours la phthisie. Vers la fin, il se fait quelquefois une exhalation passive sur la membrane muqueuse. La voix, dans ce deuxième période, s'altère ; elle devient basse, sans que néanmoins il y ait affection du larynx. Cela tient-il à la distribution de la huitième paire? On n'en sait rien. La percussion est d'un faible secours dans la phthisie.

Quant aux affections symptomatiques, la digestion est plus ou moins dérangée, souvent il y a vomissement, à la suite d'une toux violente, et Morton croyait que ce symptôme caractérisait particulièrement cette maladie; il survient souvent aussi après avoir mangé. Vers la fin, il se déclare un dévoiement ; le chyle n'est plus élaboré ni absorbé ; la diarrhée, qui augmente, marque les derniers instants du malade. Dans la phthisie, il y a une fièvre concomitante particulière, appelée hectique, et que certains auteurs ont regardée mal à propos comme essentielle ; c'est sans doute parceque, comme quelques unes de ces dernières, elle éprouve des rémittences. Le soir il y a presque toujours redoublement ; d'abord petit frisson, fièvre, puis sueur plus ou moins abondante, laquelle se borne à la poitrine, à la face et au cou. Ces sueurs sont évidemment des marques de faiblesse; c'est surtout le matin qu'elles arrivent. Le pouls a dans ce cas un caractère particulier; il est petit, fréquent et dur. Les irrégularités dans la chaleur sont remarquables; c'est surtout à la plante des pieds, à la paume des mains et aux pommettes qu'on les éprouve. Quant aux sécrétions, elles varient toutes. Il y a infiltration séreuse des cuisses, puis des jambes; rarement il s'ensuit une leucophlegmatie générale, empêchée sans doute par les sueurs abondantes qui s'opèrent alors. La nutrition est singulièrement altérée. De toutes les maladies organiques, c'est la phthisie qui jette dans le marasme le plus affreux. Quant aux fonctions extérieures, elles sont peu altérées : les facultés intellectuelles conservent ordinairement leur intégrité jusqu'à la fin. Les fonctions de la génération sont dans une excitation singulière, et jusqu'aux derniers moments les phthisiques ressentent un penchant irrésistible aux plaisirs de l'amour.

Enfin, vers le dernier période, les symptômes sont à leur plus haut degré d'intensité; les crachats purulents sont souvent mêlés de sang; la diarrhée survient; les extrémités sont très infiltrées. Le malade périt à diverses époques : tantôt il succombe à la formation des tubercules; d'autres fois il parvient au deuxième degré; toujours enfin il s'éteint au troisième. Tantôt, quelques jours avant la mort, le visage se décompose, et l'agonie est longue; tantôt, au contraire, la mort est subite, et arrive en parlant ou en mangeant.

L'examen cadavérique de cette maladie est bien connu, mais ce n'est que depuis peu; car autrefois la prévention ridicule que la phthisie se communiquait empêchait les médecins d'ouvrir les cadavres.

Tous les poumons des phthisiques présentent le même aspect, quelle qu'ait été la cause de la maladie. On les trouve parsemés de plus ou moins de foyers purulents, que l'on nomme vomiques, et qui se rencontrent surtout à la partie supérieure. La forme de ces vomiques est très irrégulière, et variable. Dans les premiers temps, les abcès sont petits; mais ils s'accroissent par le progrès de la maladie. Dans certains cas, ils sont si nombreux, que le poumon ne semble plus être qu'un tissu aréolaire qui les contient. Ces foyers sont traversés par un très grand nombre de brides. Dans les parties voisines, on trouve un endurcissement plus ou moins grand, qui était destiné également à entrer en suppuration. Quant au liquide des abcès, il est des cas où l'on n'en rencontre presque pas, et où, comme nous l'avons déjà dit, il a été repompé. Le plus souvent, on en trouve une assez grande quantité, mais cependant pas assez pour distendre les parois, qui restent toujours un peu affaissées. Ce pus varie en couleur et en consistance; il ne contient jamais de sang.

La plèvre présente un état très variable : dans certains cas elle n'adhère point, mais le plus souvent il y a adhérence, surtout en haut et en arrière, quelquefois même totale. Cet état ne tient souvent qu'à une maladie surajoutée à la phthisie. Assez ordinairement les glandes voisines du poumon sont plus ou moins engorgées; mais ce phénomène n'est point particulier à la phthisie, et se voit dans toutes les maladies organiques, excepté dans celles du cœur. Il y a peu d'altération dans les organes digestifs; le cœur est très resserré sur lui-même, et contient peu de sang, ainsi que les artères; mais cet état varie, et peut dépendre du genre de mort. Quant aux organes des sécrétions, ils sont ordinairement dans leur état naturel; cependant le foie se trouve quelquefois chargé d'une quantité considérable de graisse, qu'on a voulu attribuer à un rapport de cet organe avec le poumon; mais des exemples de foies gras se montrent ailleurs, et surtout chez les enfants, où certainement ils ne sont point les effets de la phthisie. Dans le tissu cellulaire il y a infiltration plus ou moins grande; non seulement la graisse a disparu, mais encore la nutrition des organes est altérée; ils sont flasques, et réduits à un volume moins considérable qu'à l'ordinaire.

ARTICLE III.

DES CALCULS.

Les *calculs* sont encore une autre affection du poumon. C'est Morgagni qui en a parlé le premier. Ils se trouvent ordinairement vers le sommet, renfermés dans un kyste particulier. Il est impossible de discerner leurs symptômes d'avec ceux de la phthisie. On en a trouvé dans un poumon sain, et dont le malade ne souffrit pas.

Le poumon présente encore des hydatides. Elles forment un kyste plus ou moins considérable, comme dans la vomique, avec cette différence qu'elles ne contiennent que de l'eau. Cette maladie est rare; on n'a encore aucune donnée certaine pour la reconnaître.

Des stéatômes peuvent aussi se développer dans le poumon; ils sont alors irrégulièrement répandus dans son tissu; ils présentent la consistance d'une substance lardacée, et il est impossible d'en prévoir l'existence. Telles sont les maladies essentielles du poumon.

Maintenant voyons les *affections sympathiques*. Quoique le poumon soit un organe essentiel à la vie, cependant il n'est point aussi souvent influencé par les maladies que d'autres organes importants : tels sont le cœur, qui par la moindre excitation sympathique produit la fièvre; l'estomac, qui cause les embarras gastriques, etc. Le poumon au contraire détermine rarement l'embarras de la respiration dans ses affections sympathiques; cependant, quand elles sont très intenses, cela arrive quelquefois. C'est surtout alors la toux qui survient : on l'observe dans certains embarras gastriques, dans l'affection du foie, du rein, etc. Les auteurs en citent de semblables qui cèdent à l'emploi des moyens dirigés contre la cause directe de la maladie. La plupart des organes voisins du poumon nous offrent cette toux sympathique. On la voit aussi dans certaines fièvres qui portent sur toute l'économie; dans le début des fièvres putrides elle est un phénomène purement analogue au vomissement que l'on remarque alors. Non seulement la toux est sympathique, mais encore la difficulté de respirer l'est aussi dans certains cas, comme dans certaines fièvres essentielles. On croirait d'abord que le poumon s'embarrasse; mais la crainte est bientôt dissipée par la cessation de la douleur. Il en est de même des douleurs de la poitrine dans le début de ces fièvres.

Il est d'autres considérations relatives aux diverses altérations que le poumon éprouve à l'instant de la mort. Rarement on le trouve, à cette époque, semblable chez tous les individus. Ces altérations tiennent évidemment à l'usage essentiel du poumon, comme centre de la circulation, celle-ci s'embarrassant toujours plus ou moins aux derniers moments. Il est, au contraire, des maladies qui, par leur nature, font que l'on trouve les poumons vides de sang : telles sont les hémorrhagies, les morts très subites, la syncope.

ARTICLE IV.

DES ASPHYXIES.

Les *asphyxies* peuvent être rapportées au chapitre des maladies du poumon. On les divise en deux grandes classes : celles par simple privation d'air, qui ont lieu dans le vide, par la strangulation, la submersion, etc., et celles qui sont produites par les gaz délétères, comme l'azote, l'hydrogène, les exhalations des fosses d'aisance, ainsi que les vapeurs du charbon.

La submersion présente les phénomènes suivants : le poumon est plus ou moins gorgé de sang; les bronches contiennent ordinairement un peu d'eau; on y rencontre en même temps beaucoup de mucosités ; on y trouve aussi quelquefois des corps étrangers, tels que des graviers. Le cœur est très dilaté à droite; les veines sont gorgées d'une quantité de sang, que l'on trouve aussi abondamment dans les artères; la chaleur disparaît presque subitement, ce qui distingue cette espèce d'asphyxie des autres. En général, les différences dans le refroidissement de divers cadavres tiennent toujours au genre de mort, et d'après cela on doit se garder de prononcer sur l'époque à laquelle a expiré le malade. Quant à l'état du système capillaire dans la submersion, il est à l'extérieur très chargé de sang, surtout vers les parties supérieures, qui en sont noires, tandis que les extrémités inférieures sont à peine colorées. Cette disposition, sur tout à la face, s'allie avec la facilité qu'ont les petits vaisseaux d'admettre le sang rouge dans l'état de vie. Le cerveau offre aussi des vaisseaux très engorgés; quant à sa substance, elle est dans l'état ordinaire.

La strangulation présente à peu près la même disposition. Cependant le poumon est moins engorgé, parceque l'air a été subitement intercepté, mais les veines et les artères sont pleines; souvent il y a érection de la verge, sans que l'on sache pourquoi.

Dans l'asphyxie par le charbon, le poumon est plus ou moins gorgé. Si la mort a été lente, il est très gorgé; si elle a été subite, il l'est peu. Le cœur et les vaisseaux sont très pleins. En même temps qu'il est abondant, le sang est toujours liquide. La chaleur se conserve très long-temps dans cette espèce d'asphyxie; mais la fluidité du sang se conserve au-delà de la perte de la chaleur. Les membres peuvent être fléchis avec la plus grande facilité, ce qui n'a pas lieu dans les autres genres de mort, où il faut beaucoup d'efforts pour les ployer. Les parties supérieures sont un peu livides; il y a une vivacité particulière des yeux.

Quant aux autres asphyxies par les gaz délétères, la mort est tellement subite, que le poumon est peu chargé de sang. On n'a encore fait à cet égard que peu d'autopsies cadavériques.

CHAPITRE IX.

MALADIES DES GLANDES.

Le système glanduleux n'offre point, comme les précédents, beaucoup de caractères généraux. Les parties qui le composent n'ont que peu de conditions communes; la nature, les affections de chaque glande sont presque toutes particulières. D'après cela il est impossible de traiter des affections de ces parties en général. Nous en parlerons successivement, en suivant l'ordre anatomique.

ARTICLE I.

DES MALADIES DE LA GLANDE LACRYMALE.

La glande lacrymale est la première qui s'offre à la tête : c'est peut-être celle où les affections organiques sont le plus rares; la plupart des auteurs n'en ont point parlé. Guérin cite seulement quelques exemples de squirrhe de cette glande, affection qui a nécessité quelquefois son extraction. La rareté des lésions de cette glande fait que les larmes sont rarement altérées, tandis que dans les maladies des autres glandes les fluides sécrétés participent souvent plus ou moins de l'affection de l'organe. Dans la tumeur lacrymale, le trouble du liquide n'est dû qu'au mélange des larmes avec le mucus fourni par le canal qui le contient.

ARTICLE II.

DES MALADIES DES GLANDES SALIVAIRES.

Les glandes salivaires viennent ensuite : on les divise en trois espèces, les parotides, les maxillaires et les sublinguales ; elles ont une organisation commune. En général, elles sont peu susceptibles d'affections organiques ; cependant elles en offrent quelquefois.

La parotide éprouve des maladies essentielles et d'autres symptomatiques. Les *oreillons*, qui sont très connus, viennent rarement à suppuration. On les remarque surtout chez les enfants. Leur siége est-il dans le tissu cellulaire même de la glande, ou bien dans le tissu environnant ? L'étendue énorme du gonflement dans certains cas porterait à le croire; peut-être le tissu de la glande y participe-t-il aussi. Quand il survient un abcès, le pus est purement phlegmoneux et plonge quelquefois jusqu'à la glande, mais son siége principal est au devant. La parotide n'est quelquefois nullement intéressée, comme, dans les abcès situés à l'aisselle, les glandes de cette région ne sont point toujours atteintes.

Ses affections symptomatiques sont mieux connues. Les parotides sont des gonflements de cette région qui surviennent dans les fièvres adynamiques. Ces gonflements ont évidemment deux siéges différents : d'abord, souvent ils ont lieu dans les glandes lymphatiques qui sont assez nombreuses dans cet endroit. Il est facile de distinguer ce cas : les glandes sont dures, mobiles, roulent sous le doigt, et gardent dans leur gonflement leur forme primitive; elles acquièrent quelquefois un volume considérable; rarement elles offrent des foyers purulents. Dans l'autre cas, c'est le tissu subjacent à la glande qui est engorgé; la glande participe bien un peu à l'affection, mais elle n'en est pas le siége principal. Les affections chroniques de la parotide sont rares : quelquefois elle devient squirrheuse, et alors elle se résout difficilement. Son conduit excréteur peut offrir une fistule, laquelle peut aussi siéger dans la glande même. Quand un abcès a mis l'intérieur de la parotide à découvert, la salive qu'elle contient s'échappe à l'extérieur, empêche la cicatrisation de l'abcès, forme des callosités, et détermine une fistule au conduit de Sténon. Ce peut être la présence d'un corps étranger, d'une plaie, etc., qui détermine la fistule. Ces ouvertures fournissent plus ou moins de salive; il en est qui ne la donnent que par compression. On a plusieurs manières de les guérir.

Les glandes sublinguales sont aussi le siége d'affections symptomatiques et essentielles, mais plus rarement que la parotide. On doit toujours distinguer le gonflement de ces glandes d'avec les engorgements lymphatiques voisins. Leur inflammation symptomatique est très rare. Le conduit de Warthon offre une maladie particulière qu'on nomme *grenouillette;* c'est un amas de salive produit par l'obturation de ce canal. Cette obstruction est analogue à celle qui détermine la tumeur lacrymale : la cause peut en être un gonflement à l'orifice, une aphthe, un bouton de petite-vérole. Pour guérir la maladie, on perce la tumeur; il en sort un fluide qui a la consistance du blanc d'œuf, et une odeur infecte. Il s'établit une fistule, d'où résulte à l'avenir le libre écoulement de la salive : rarement la maladie persiste; il est fréquent de la voir récidiver.

ARTICLE III.

DES MALADIES DU FOIE.

Le foie est un des organes le plus fréquemment affectés : tantôt ses maladies lui sont communes avec d'autres, tantôt elles lui sont propres. D'abord nous parlerons de ses maladies essentielles, puis de ses affections symptomatiques.

L'*inflammation* est son affection la plus fréquente, mais la plupart du temps elle n'est pas aiguë. Les anciens la distinguaient en érysipélateuse et en phlegmoneuse ; mais cette différence ne porte sur rien, puisque l'on entend par ces deux noms l'inflammation de la peau et celle du tissu cellulaire. Chaque organe, comme nous l'avons déjà dit, diffère dans son inflammation, vu sa structure différente.

Pour prendre une idée exacte de l'hépatite, il faut se rappeler la disposition du foie. On sait qu'il n'est point recouvert d'une membrane propre, mais que le péritoine le tapisse dans la plus grande portion de son étendue, et que dans sa partie postérieure il est immédiatement contigu au diaphragme. On sait que le péritoine peut s'affecter autour de lui sans qu'il participe à l'inflammation, comme dans la péritonite et la fièvre puerpérale. On ne doit donc entendre par *hépatite* que l'inflammation exclusive du foie, laquelle peut, à la vérité, se compliquer de celle du péritoine, comme la péripneumonie se complique de la pleurésie. L'inflammation peut survenir dans les diverses parties du foie. Quoi qu'il en soit de son siége, elle a certains caractères généraux qui la différencient des autres phlegmons : d'abord douleur plus ou moins grande dans l'hypochondre droit, souvent aussi dans la région épigastrique, et quelquefois dans l'hypochondre gauche. Cette douleur n'a point, en général, la vivacité de celle de la péripneumonie; l'épigastre est plus ou moins douloureux à la pression; le malade ne peut se coucher que difficilement du côté droit; la digestion est quelquefois troublée, selon que l'affection est supérieure ou inférieure. La jaunisse ne peut être regardée comme un signe constant d'hépatite, puisqu'elle peut survenir dans une infinité d'autres circonstances. Tels sont les symptômes communs. Il en est d'autres qui dépendent de la partie qu'occupe l'inflammation. Si elle est à la convexité, alors il y a hocquet, inflammation correspondante à la partie contiguë du diaphragme, et quelquefois de la plèvre; de sorte qu'il survient une affection de poitrine, et qu'il est difficile de distinguer les deux maladies. Si le siége est à la concavité, alors il n'y a point de symptômes pectoraux, mais des vomissements plus fréquents, et une tension plus grande de l'hypochondre droit.

Les phénomènes symptomatiques sont la diarrhée ou la constipation. Le pouls est petit, fréquent; la fièvre est sujette à une exacerbation, surtout vers le soir; l'état des sécrétions et des exhalations varie.

Quant à la terminaison, elle se fait au bout du douzième ou quatorzième jour; elle peut tarder plus long-temps : on n'a point à cet égard d'observations bien précises. La résolution se manifeste par la rémission des symptômes; souvent il survient un trouble dans la sécrétion, ce qui indique la crise; elle se fait surtout par les urines.

La suppuration n'est point rare dans le foie; elle se fait diversement, suivant le siége de l'inflammation. Quand l'abcès est à la concavité, certains auteurs ont prétendu que le pus fusant par les conduits biliaires, pouvait tomber dans le duodénum; mais cette terminaison très heureuse est certainement très rare. Quand l'abcès est à la convexité, on a vu survenir l'adhérence du diaphragme, qui se perforait, ainsi que la plèvre, et le pus passer dans la poitrine, d'où il sortait par expectoration. Les auteurs en rapportent plusieurs exemples; mais quand le foyer est au milieu du viscère, le pus ne trouvant point d'issue si favorable, s'épanche dans l'abdomen et le malade meurt. Rien de plus commun que ces abcès dans les plaies de tête. Les signes de cette terminaison sont peu connus Les abcès qui constituent ces foyers purulents sont calleux à leur circonférence; ils sont traversés par des vaisseaux qui forment des espèces de brides; il n'y a jamais de kystes comme dans les hydatides.

La gangrène du foie, qui est beaucoup plus rare que la suppuration, survient quelquefois.

L'inflammation chronique est très difficile à déterminer. Les auteurs ont pris pour elle une infinité de maladies différentes, qu'ils ont désignées sous le nom vague d'*obstructions*.

Les maladies organiques du foie sont extrêmement multipliées. Pour les simplifier, nous les rapporterons à divers chefs : d'abord celles qui tiennent au volume augmenté ou diminué du foie, les stéatômes, les hydatides, les granulations, l'état graisseux, et enfin certaines affections beaucoup plus graves.

Le *volume extraordinaire* du foie, sans qu'aucune maladie l'ait produit, varie; quelquefois il est le triple ou le quadruple de l'état naturel. Cet accroissement de capacité diffère beaucoup de celui du poumon dans certains cadavres, où il ne grossit que par le sang qui l'infiltre; ici, au contraire, c'est par addition de substance. On ne connaît point d'affection concomitante à cette disposition, et l'on ne sait à quoi l'attribuer.

La *diminution de volume* se remarque aussi dans le foie sans affection organique. Elle accompagne quelquefois une hydropisie ascite, qui, refoulant ce viscère vers le diaphragme, l'aplatit considérablement : disposition qu'on observe aussi souvent dans le poumon lors de l'hydrothorax. On a prétendu, mais sans fondement, qu'il existait des sujets chez lesquels le foie était nul.

Les *stéatômes* sont des tumeurs blanchâtres qu'on rencontre dans beaucoup de parties, telles que le tissu cellulaire, etc. Ils prennent dans le foie un aspect tout particulier : ils peuvent survenir dans toutes ses parties, excepté la vésicule biliaire et ses conduits, qui n'en offrent jamais. Leur nombre est variable. Quelquefois ils s'emparent de presque toute la substance du foie ; ils sont d'abord peu volumineux, bientôt ils augmentent considérablement. Le tissu du foie n'est nullement altéré, et sépare, comme à l'ordinaire, la bile, laquelle n'éprouve aucune altération dans son cours. On ignore la nature de ces altérations. Les stéatômes ne sont jamais environnés de kystes. L'intérieur présente une substance dure, striée, lardacée, mais sans aucun lacis vasculaire. Quelquefois ces tumeurs se forment dans les parties adjacentes au foie : cette maladie n'est donc point exclusive au tissu du poumon. Peut-on reconnaître sur le vivant la formation de ces tumeurs? Cela est difficile, car rien de plus vague que les signes donnés par les auteurs sur ce qu'ils ont compris sous le nom d'*obstructions* ; cependant il y a une douleur plus ou moins grande à la région de l'organe malade, et celui-ci fait une saillie plus ou moins caractérisée. Souvent cette saillie a plutôt lieu à la région épigastrique ; rarement d'ailleurs on peut s'en aider, car ordinairement il existe une hydropisie ascite. Il faut faire coucher le malade sur le dos ou sur le côté gauche ; lui faire pousser une grande inspiration afin de faire saillir le foie ; mais la contraction forte et simultanée des muscles abdominaux empêche ce moyen d'être aussi efficace qu'il le paraîtrait au premier abord.

Les *granulations* du foie se trouvent assez souvent sur des sujets hydropiques ou extrêmement maigres, mais chez lesquels il n'existe aucune désorganisation apparente. Quand on incise ce viscère, on le trouve plein d'une infinité de granulations rapprochées qui lui donnent l'aspect du granit. Cet état ne se complique jamais du volume extraordinaire du foie ; au contraire, il diminue et double sa densité comme sa résistance, ce qui fait qu'il n'est plus élastique, mais se rompt au lieu de s'étendre. Quelle est la nature de ces granulations ? On ne la connaît point : tantôt elles sont grises, tantôt elles sont rougeâtres, tantôt elles semblent colorées par la bile : on ignore également les signes qui les dénotent dans l'état de vie.

Le *foie gras* est une disposition très commune, surtout chez les enfants : il est alors remarquable par sa couleur jaunâtre. Tantôt le volume reste le même, tantôt il augmente. L'extérieur est parfaitement intact et lisse : au toucher il est d'un poli tout particulier ; on n'y rencontre presque pas de sang. On ne peut douter que ce ne soit la graisse qui infiltre le tissu hépatique. Cette affection est facile à prouver. La graisse n'est point là, comme dans le tissu cellulaire, disposée dans des cellules, mais elle semble être épanchée. Cette maladie est-elle symptomatique ou essentielle? On ne peut le décider ; tout ce que l'on sait, c'est que quelquefois elle a coïncidé avec les phthisies ou autres affections organiques semblables. La plupart du temps elle se rencontre chez de jeunes sujets qui d'ailleurs sont parfaitement sains. On a observé aussi qu'il existait un rapport inverse dans la quantité de la graisse extérieure, et que les sujets dont le foie était très gras étaient ordinairement assez maigres.

Les *hydatides* sont encore d'autres affections du foie. On en trouve aussi dans beaucoup d'autres parties. Ce sont des vésicules pleines d'eau, plus ou moins grosses, existant toujours dans un kyste commun. Ce kyste occupe presque toujours la convexité de l'organe ; il a une forme irrégulière ; sa surface interne, rugueuse, présente quelquefois de petits points d'ossification. Il n'a point d'extensibilité, il se rompt quand on ouvre le cadavre. Il présente une élasticité toute particulière. Quand on ouvre cette poche, il en sort une quantité de petites boules, isolées les unes des autres, et non adhérentes au kyste général : elles s'échappent à l'instant de l'ouverture en plus ou moins grand nombre. Il peut y en avoir jusqu'à cent : alors elles sont plus petites. Ces vésicules doivent être considérées sous le rapport de leur membrane et sous celui des eaux qu'elles contiennent. Il existe deux espèces de membranes : l'une transparente et mince, qui laisse voir le liquide intérieur ; l'autre opaque et plus épaisse, au travers de laquelle on ne peut rien apercevoir. Quelquefois ces deux espèces de membranes existent dans la même hydatide. Quelle est la nature de ces membranes? Jadis on les croyait une expansion des vaisseaux lymphatiques, mais on prétend aujourd'hui qu'elles sont de véritables vers, dont la structure, informe à la vérité dans l'homme, se présente assez sensiblement chez certains animaux, tels que la brebis et le bœuf. Cette opinion parait d'autant plus fondée, que ces boules vésiculaires sont absolument libres des parties environnantes : leur nature mérite encore des recherches ultérieures. Quoique ces vésicules contiennent un fluide plus ou moins abondant, tantôt clair ou bourbeux, ce qu'il y a de particulier, c'est qu'on en voit d'extrêmement pleines et d'autres vides. Le fluide qu'elles contiennent n'est point de l'albumine. On ignore la cause du développement des hydatides. On ignore aussi les signes de leur formation; ils doivent leur être communs nécessairement avec beaucoup de maladies. Presque toujours d'ailleurs il y a leucophlegmatie. Cette affection est au-dessus des ressources de l'art.

ARTICLE VI.

DES MALADIES DU FOIE.

Les affections de la vésicule du fiel sont de diverse nature. Nous en traiterons, en commençant par la *rétention de la bile*. Malgré que cette affection soit plus rare que la rétention d'urine, cependant on la voit assez fréquemment. Elle peut tenir à trois espèces de causes : au gonflement des parties voisines du conduit cholédoque, à celui de la membrane interne du même conduit, ou enfin aux concrétions.

La première cause est très commune. Le pancréas est sujet à devenir dur et squirrheux, ce qui produit la compression du canal cholédoque, laquelle fait regorger la bile dans la vésicule et dans le foie. Ce même accident peut être déterminé par le gonflement des glandes sous-hépatiques : cela arrive assez souvent dans les cancers de l'estomac. Il faut observer que les phénomènes sont différents, suivant l'endroit que comprime l'obstacle. Si c'est le canal cholédoque, la bile reflue jusque dans le tissu du foie et dans la vésicule ; si c'est le cystique, la répulsion ne se fait que dans cette dernière. La plupart des jaunisses chroniques, qui datent de cinq ou six mois, tiennent souvent à la compression du canal cholédoque.

Quant à l'engorgement de la membrane muqueuse des conduits, on ne le connaît point encore assez, et nous n'en dirons rien.

Les pierres dans la vésicule sont très fréquentes, et on les y rencontre en nombre variable. Leur couleur est tantôt jaune, tantôt noire ; leur forme est pour la plupart du temps conique ou pyramidale. Ces calculs ont une composition particulière, et diffèrent des urinaires dans leur analyse chimique. Ils peuvent se trouver en deux états différents : tantôt ils sont accompagnés de plus ou moins de bile, tantôt (et dans ce cas ils sont très volumineux) ils se trouvent recouverts exactement par la membrane de la vésicule, qui les enchatonne en quelque sorte. Les calculs s'engagent quelquefois dans les canaux biliaires, pourvu qu'ils ne soient point trop considérables ; alors les phénomènes qu'ils produisent sont différents, suivant l'endroit où ils s'arrêtent. Quand c'est dans le canal cystique, ils causent l'engorgement de la vésicule ; si c'est dans le cholédoque, ils produisent aussi l'infiltration bilieuse de la substance du foie. Quelquefois on trouve de ces pierres dans la substance de ce dernier, mais cela est rare.

Il est très difficile de reconnaître l'existence de ces calculs sur le vivant, quoi qu'en disent les auteurs; on ne pourrait, tout au plus, que les soupçonner à certains signes généraux. Quand la jaunisse survient subitement, sans aucune cause apparente, lorsqu'il y a douleur à la région du foie, alors on peut croire qu'elle est causée par un calcul.

La *jaunisse* n'est jamais une maladie essentielle du foie, mais toujours le symptôme d'une autre affection; elle consiste dans l'épanchement de la bile dans les diverses parties du corps, et ne se borne pas seulement à la peau, comme le prétendaient les anciens. La jaunisse dépend de beaucoup de causes différentes, que l'on peut rapporter à certains chefs. Les premiers sont les affections spasmodiques du foie dans les passions tristes, telles que la colère, la frayeur. Dans une foule d'autres affections de l'âme, il est impossible de déterminer comment cela peut se faire; mais la sensation momentanée que procure l'affection morale vers la région du foie ne nous permet pas de douter que la jaunisse ne vienne de l'altération de cet organe : cette cause est la plus fréquente. L'émétique ou des purgatifs violents peuvent aussi la produire. Elle survient aussi assez fréquemment dans les affections nerveuses; dans ce cas le foie ne paraît pas altéré dans sa substance.

Un autre ordre de causes de la jaunisse sont les affections du foie, telles que son inflammation; mais elles ne l'entraînent point nécessairement. Il en est d'autres qui, n'attaquant point le foie, agissent seulement sur les conduits biliaires; telles sont toutes celles qui peuvent produire la rétention de la bile, l'engorgement du pancréas, par exemple. Ces causes diffèrent des précédentes, en ce que dans les premières la bile est repompée avant que d'enfiler les canaux biliaires, tandis qu'ici elle ne l'est qu'après avoir reflué de ces mêmes canaux. Les influences sympathiques qu'ont les autres maladies sur le foie peuvent déterminer la jaunisse, comme on l'observe dans certaines dispositions bilieuses, où les yeux sont colorés en jaune; dans certaines fièvres, où il y a une teinte jaunâtre générale; dans certains poisons, où le résultat du désordre général s'étend aussi au foie

Des causes toutes différentes, déterminent l'*ictère* des nouveau-nés, affection très fréquente. On a admis diverses manières de l'expliquer : les uns ont dit qu'elle était due au séjour du méconium dans les gros intestins; d'autres l'ont attribuée aux boissons que l'on donnait trop vite aux enfants; mais très souvent cet ictère est étranger à ces causes; il paraît plutôt tenir aux changements généraux qui surviennent alors. D'ailleurs, quelle qu'en soit la cause, cette maladie est toujours la même; elle commence par la rétention d'urine, qui présente toujours les mêmes phénomènes, quelle qu'en soit l'origine.

Voici les phénomènes de la jaunisse. D'abord il est incontestable que sa cause prochaine ne soit la résorption de la bile, qui se trouve portée dans les diverses parties, lors même que ses canaux sont libres; par ce moyen, elle ne tombe point dans le duodénum; aussi les excréments sont pâles, décolorés, quelquefois blanchâtres et très consistants. Toutes les parties colorées par la bile dans la jaunisse ne sont nullement malades. Il n'est aucun tissu qui ne se ressente de cette coloration; le tissu cellulaire, les muscles, les nerfs, les os, la substance du cerveau même, les cartilages, les tendons, en général toutes les parties blanches présentent une teinte plus ou moins caractérisée, ce qui tient sans doute au contraste de ces deux couleurs. Les liquides se ressentent aussi de cette influence de la bile; le sang prend une teinte verdâtre; pour les fluides sécrétés, la couleur varie. La salive ne change pas, mais l'urine acquiert une couleur jaune très foncée.

Puisque les causes de la jaunisse sont si différentes, le traitement doit être variable, puisqu'il est subordonné à ces mêmes causes. Cette maladie est aiguë ou chronique, suivant que l'affection dont elle dépend suit l'une ou l'autre marche.

Les *affections symptomatiques du foie* sont extrêmement communes et nombreuses. Quelles que soient les fonctions de cet organe dans l'économie, qui sans doute sont très importantes, malgré que nous en ignorions un très grand nombre, il est lié par des rapports sympathiques avec tous les autres organes ; le cerveau surtout n'est jamais lésé, que celui-ci n'en éprouve une réaction sympathique. On a épuisé toutes les hypothèses pour expliquer cette sympathie, mais toutes sont insuffisantes. La plupart des fièvres entraînent une affection gastrique où le foie joue souvent un rôle essentiel ; par exemple, dans les vomissements de matières jaunâtres, où l'on ne peut douter que la bile ne soit sécrétée en plus grande abondance. Dans les affections chroniques, la même influence se remarque : les diverses colorations de la bile nous l'indiquent assez. Elle est tantôt noire, tantôt jaune, blanche, épaisse, présentant des concrétions solides ; tantôt visqueuse, filante comme du blanc d'œuf, d'autres fois limpide comme de l'eau. Ces différences sont d'un grand secours pour expliquer les diverses colorations des excréments.

A l'instant de la mort, le foie éprouve certaines altérations essentielles à connaître à l'ouverture des cadavres : dans les asphyxies, il peut être considérablement gorgé de sang, ce qui arrive encore dans toutes les autres maladies où, comme dans celles-ci, il y a reflux considérable du sang dans le côté droit du cœur. Le foie ne se gonflant point alors comme le poumon, n'acquiert pas un plus grand volume ; mais lorsqu'on vient à l'inciser, il fournit une grande quantité de sang.

ARTICLE VII.

DES MALADIES DU REIN.

Les reins, organes doubles, sont situés chacun de leur côté dans l'abdomen, sur les parties latérales de la colonne vertébrale. Ce sont les organes sécréteurs de l'urine. Ils sont surmontés par les capsules atrabilaires, glandes plus grosses dans les enfants que chez l'adulte, et qui, par cette raison, sont peu exposées aux diverses affections qu'on rencontre dans les autres, par cette loi physiologique, que les parties les plus nourries et dont les fonctions sont les plus importantes sont aussi le plus souvent et le plus gravement affectées.

Quant aux affections des reins, elles sont essentielles ou symptomatiques. Une des premières, c'est leur inflammation, connue sous le nom de *néphrite*. Elle peut être elle-même idiopathique ou symptomatique, ce qu'il est souvent difficile de distinguer. Dans tous les cas, il y a douleur très vive dans la région lombaire. Cette douleur profonde diffère du lumbago en ce qu'elle ne s'accroît point au toucher, ne change jamais de place, et n'est point superficielle; les urines sont d'ailleurs plus ou moins troublées, caractère qui peut servir à démêler un phlegmon siégeant dans le tissu cellulaire de la région rénale. Souvent un seul rein étant affecté, il n'en résulte que peu de trouble. Si la suppression d'urine vient s'y joindre, alors on peut conclure pour la néphrite. Quant aux signes généraux, ils sont souvent très multipliés; mais on ne peut s'en aider pour la connaissance de la maladie. Ainsi pour la digestion : soif plus ou moins marquée, souvent vomissements, tantôt dévoiement, tantôt constipation; pouls petit et faible; il varie suivant les circonstances.

Une autre néphrite, accompagnée de signes plus certains, est celle que produisent les calculs. Souvent ces corps étrangers ne causent aucune douleur: souvent aussi ils causent une irritation extrême, une douleur très vive dans la région du rein, laquelle n'augmente point par la pression; et la suppression de l'urine quand les deux reins sont affectés. Souvent il s'opère une rétraction du testicule du côté malade. La douleur se déplace quand la pierre change de lieu; souvent aussi les urines sont sanguinolentes. Les phénomènes antécédents peuvent aussi faire présumer la maladie, si le malade a rendu préliminairement des graviers, s'il existe dans sa famille une disposition héréditaire. Quant aux symptômes généraux, ils sont les mêmes que dans la première espèce de néphrite.

Ces affections produites par les calculs ne sont pas toujours décidément inflammatoires : ce sont quelquefois des coliques qui durent plus ou moins long-temps, cessent et reviennent ensuite. Cette nuance d'affection produite par le calcul est la plus fréquente.

Les pierres qui viennent dans le rein présentent une infinité de variétés pour la forme, comme pour le nombre. Tantôt elles sont si nombreuses et si petites qu'elles ressemblent à du sable; quelquefois il n'y en a qu'une qui égale le volume d'un œuf de pigeon, et remplit tout le bassinet où elle se développe. Ordinairement inégales et rugueuses, elles sont quelquefois polies et lisses : leur pesanteur varie également; tantôt les parties voisines conservent une surface lisse, tantôt il y survient des fongus.

Quelquefois les calculs descendent dans l'urèthre, où rarement ils occupent la partie moyenne;

alors le conduit se dilate en raison du volume du calcul : aucun n'est plus extensible que lui.

Les néphrites, soit idiopathiques, soit par calculs, se terminent de différentes manières. Ordinairement la maladie se juge par une sécrétion plus abondante des urines : rarement cela arrive dans le cas de présence de calculs ; ils déterminent au contraire souvent la suppuration du rein, disposition qu'il faut bien distinguer des mucosités qu'entraînent quelquefois les urines. Quelquefois le pus sort au dehors par un abcès qui se forme sur les parties latérales. Il survient d'abord une adhérence par phlogose, puis le pus fuse, vient faire abcès sous la peau qui s'use, et laisse enfin couler la matière purulente. Quelquefois il sort des calculs par cette voie ; leur extraction entraîne par fois la cure totale de la maladie, quand ce sont eux qui la causent : il reste souvent une fistule. La gangrène du rein est extrêmement rare ; Chopart seul en a parlé : son inflammation chronique est très commune.

Les *hydatides* sont une maladie assez commune du rein ; il y en a deux espèces qu'il faut bien distinguer : l'une, que l'on nomme kyste séreux, et qui survient à la surface ; il est plus ou moins gros et nombreux, et composé d'une membrane remplie d'une sérosité jaunâtre, qui creuse un peu la surface du rein. L'autre espèce est une véritable hydatide, qui se rencontre partout comme dans le rein; elle se montre à l'intérieur. On n'a aucun signe pour la reconnaître, si ce n'est lorsque le malade en rend avec l'urine.

Quant aux autres affections du rein, telles que les vers, etc., les anciens auteurs seuls en ont parlé; l'autopsie cadavérique ne les a jamais réalisées aux yeux des modernes.

Le rein peut aussi se trouver dans un état de flaccidité toute particulière; il est en même temps accru de volume: les artères sont rétrécies comme dans l'hydropisie.

Il existe aussi quelques autres altérations du rein. Ainsi Morgagni parle d'un rein dont la surface était cartilagineuse; Lieutaud a vu trois reins pétrifiés : mais ces phénomènes ne sont pas regardés comme des maladies.

Les maladies symptomatiques du rein sont très nombreuses; en effet, peu d'organes sont plus influencés, tant dans leur substance que dans le fluide qu'ils sécrètent.

On ne peut nier que les divers états du rein sur le cadavre ne tiennent à l'influence des maladies sur cet organe, puisque dans l'état sain toujours les mêmes organes se ressemblent.

L'altération de l'urine est incontestable dans presque toutes les affections. On peut ranger les causes de ce phénomène dans divers ordres.

Le premier comprend celles qui agissent sur les organes urinaires, et celles-ci ne sont nullement symptomatiques.

Le deuxième renferme celles qui viennent de l'état des autres sécrétions; par exemple, l'urine diminue ordinairement en raison de la sécrétion augmentée ou de l'exhalation plus considérable de tout autre fluide.

Le troisième comprend celles qui sont purement sympathiques : par exemple, dans le début des fièvres putrides, dans les accès des intermittentes, les urines sont chargées et briquetées. L'invasion de toute phlegmasie présente en général le même phénomène; en un mot toutes les maladies font varier les urines, tant dans leur quantité que dans leur nature.

Les urines sont souvent un émonctoire que se choisit la nature pour opérer les crises des maladies, suivant le système des anciens médecins qui ont inventé cette doctrine des crises. Nous n'examinerons point ici si elle est fondée, nous dirons seulement qu'il est beaucoup de maladies qui se terminent sans elles. Quoi qu'il en soit, à la fin des maladies, les urines jouent toujours le plus grand rôle.

ARTICLE VIII.

MALADIES DE LA GLANDE PROSTATE.

La prostate est, comme l'on sait, située au col de la vessie; elle verse dans l'urèthre un liquide dont nous ignorons encore l'usage. Les affections de cette glande surviennent rarement avant l'époque de la puberté, mais à cet âge elles sont très fréquentes. Ces affections de la prostate n'ont pas été bien connues jusqu'à nos jours. Les anciens plaçaient dans cette glande le siége de la gonorrhée, parcequ'ils avaient négligé l'ouverture des cadavres, qui les aurait infailliblement détrompés. Elle peut être le siége d'inflammation, de suppuration, d'engorgement squirrheux, de varices, de calculs.

L'*inflammation* survient par une contusion, une chute sur le périnée, ou par toute autre cause; elle se manifeste par de la chaleur, de la pesanteur au périnée, une douleur profonde et sourde au devant du rectum, de la difficulté d'uriner, du ténesme, un sentiment de tamponnement au devant du rectum : l'introduction du doigt dans ce dernier fait sentir une tumeur douloureuse au toucher. Petit croyait que les excréments se moulaient en devant sur sa forme. Cette inflammation marche toujours très lentement; celle qui se dissipe le plus vite est celle qui survient dans l'opération de la taille. Quand la résolution s'opère, les symptômes diminuent, les urines coulent plus librement, les ténesmes sont moins fréquents, la douleur des selles est moindre.

Assez souvent la prostate suppure; alors les symptômes ne cèdent que peu : il y a toujours difficulté d'uriner et d'aller à la selle. Le pus ne détruit pas la substance de la glande, mais il s'infiltre comme dans les parotides ; quelquefois il finit par s'accumuler et forme un dépôt, qui, venant faire saillie au-dessus de la peau du périnée, l'use et s'ouvre au dehors; d'autres fois il s'ouvre dans l'urèthre. Desault a vu un semblable cas qui survint lorsqu'il voulut sonder le malade. La gangrène est très rare dans la prostate: Chopart en cite un exemple.

L'*induration* au contraire y est extrêmement commune à la suite de maladies vénériennes: cette induration se remarque difficilement au dehors; on ne la sent point au périnée, il faut introduire le doigt dans le rectum. Quand l'engorgement est considérable, il est facile à reconnaître; mais quand il est petit, souvent on l'ignore. Cet engorgement se présente sous deux états différents : tantôt il y a augmentation sans désorganisation; d'autres fois c'est une vraie squirrhosité: rarement cependant on y voit survenir le cancer. On y observe quelques fistules, souvent causées par l'opération de la taille.

Les *varices* sont une maladie très rare de la prostate; on en a trop exagéré la fréquence; à la vérité il en survient dans les environs de cette glande, mais cet accident est commun à tout le bassin. Jamais on n'en voit dans son tissu.

ARTICLE IX.

MALADIES DU TESTICULE.

Le testicule est, comme la prostate, exempt de maladies avant l'âge de la puberté. A cette époque, acquérant un degré de vie beaucoup plus considérable, il devient en même temps beaucoup plus exposé aux affections. Sa position n'est pas toujours la même; dans l'âge le plus tendre, il est encore à l'anneau, et peu à peu il descend au bas du scrotum. Quelquefois il reste vers le milieu, ce qui n'est pas rare. Le testicule est sujet à plusieurs maladies.

L'*inflammation* est celle à laquelle il est le plus exposé. Elle peut être le résultat de beaucoup de causes, de pression, d'irritation, de cause vénérienne. Voici ses phénomènes : d'abord il y a augmentation de volume, différence essentielle d'avec l'inflammation du foie, du rein, etc. Ce phénomène ne tient point au tissu cellulaire environnant, mais bien au tissu de l'organe. Il y a cependant de la mollesse, une grande douleur, et la pression est extrêmement pénible. Cette douleur se prolonge jusqu'aux lombes, ce qui lui donne beaucoup d'analogie avec celle que produit l'affection de la matrice. Les organes ambiants se ressentent plus ou moins de l'inflammation; non seulement la tunique vaginale s'intéresse, mais encore la peau du scrotum se déride et se gonfle. Quand la maladie est assez légère, la fièvre est peu intense; mais si elle l'est davantage, celle-ci croît en proportion. Rarement elle se complique d'autre affection, telle que d'embarras gastrique. Cette inflammation est quelquefois si peu de chose qu'elle mérite à peine d'en porter le nom, comme celle qui survient après l'opération de l'hydrocèle. Une contusion légère peut provoquer le gonflement du testicule, qui reste douloureux pendant sept à huit jours, puis revient à son état naturel. Quoi qu'il en soit, cette inflammation se juge ordinairement assez lentement, au douzième ou dix-huitième jour seulement. La résolution s'obtient souvent, surtout quand l'inflammation est produite par une gonorrhée répercutée. Quelquefois il survient un dépôt qu'il faut bien distinguer de l'hydrocèle de la tunique vaginale. Rarement la gangrène a lieu; l'induration en est la terminaison la plus commune, le testicule reste avec tout son gonflement. On ne peut dire que ce soit alors une inflammation chronique, puisqu'il reste ainsi durant toute la vie sans inconvénient; mais quand après l'inflammation il est dur et squirrheux, il peut survenir un sarcocèle.

Le *sarcocèle* n'est pas toujours produit par l'inflammation; le plus souvent il reconnaît une autre cause, telle qu'un coup, une meurtrissure, etc. D'abord le gonflement n'est point douloureux, bientôt il devient plus sensible, et enfin la maladie se caractérise. Ordinairement il se rencontre autour beaucoup de veines variqueuses. L'organisation est déjà changée, tous les petits conduits ont contracté des adhérences entre eux. Le malade néglige encore de porter un suspensoir.

Dans le second état, le volume et la dureté augmentent considérablement. C'est cette dureté particulière qui lui donne sa pesanteur et le fait distinguer de l'hydrocèle. La douleur, qui devient lancinante, quelquefois se propage jusqu'aux lombes, à la partie supérieure de la cuisse. Souvent le cordon spermatique, à cette époque, partage déjà cette affection. Les glandes lymphatiques voisines participent aussi à l'engorgement. Les mésentériques peuvent même aussi s'entreprendre. Alors la substance du testicule est entièrement changée. C'est une masse lardacée, informe, dense, consistante; les vaisseaux sont très développés. La tunique vaginale se trouve tantôt adhérente, tantôt infiltrée ou dans l'état naturel.

Enfin dans le dernier période, il se fait un foyer de suppuration, qui s'accompagne toujours de douleurs très vives; il s'ouvre au dehors, et il en résulte un ulcère, qui présente tous les phénomènes du cancer : douleur excessive du ventre, marasme, fièvre lente, douleur et fragilité des os, etc.

Quant aux autres affections du testicule, elles sont très rares. Le *spermatocèle* qui n'est que la trop grande abondance de la semence dans les canaux séminifères de cet organe, ne se voit presque jamais.

Le *varicocèle* n'est point, à proprement parler, une maladie du testicule. On ne le remarque le plus souvent qu'aux environs du cordon.

Il est encore certaines affections si peu considérables qu'on ne peut les décrire en particulier, telles que l'ossification que l'on rencontre dans les sarcocèles.

Quant aux phénomènes symptomatiques, ils sont rares.

ARTICLE X.

MALADIES DES MAMELLES.

Les mamelles suivent dans leurs maladies l'ordre des parties génitales; elles y sont peu sujettes avant l'âge de la puberté, et n'éprouvent presque pas d'affections sympathiques.

L'*inflammation* est en général assez rare dans le sein, hors l'époque de la lactation, car dans ce temps il en est très susceptible. Elle suit les mêmes périodes que le simple phlegmon; le moindre froid, la moindre contusion, la produit; le lait devient séreux, sa sécrétion se tarit, le sein se gonfle. Souvent la maladie se borne dans les douze ou quinze jours qui suivent l'accouchement. Les mamelles deviennent souvent très dures, ce qui est causé par la stase du lait dans ses conduits. Quand cet engorgement ne se résoud pas, la douleur survient, quelquefois l'inflammation: il n'y a point de rougeur, parceque l'affection est profonde, mais bien une chaleur vive, et un sentiment de pulsation. Quant aux symptômes généraux, il y a presque toujours fièvre concomitante. Quelquefois, il y a embarras gastrique, ce qui se rencontre surtout dans les hôpitaux. La résolution termine la plupart du temps le mal, mais souvent aussi la suppuration survient. On donne alors improprement à ce dépôt le nom de *laiteux*. Quand il est superficiel, il s'abcède comme le phlegmon; mais quand il est profond, la fluctuation tarde à se faire sentir, le pus fuse, et sort par sept ou huit ouvertures. Quand on dissèque ces dépôts, on voit que le tissu cellulaire en est seul le siége. La glande se trouve intacte, et seulement un peu rouge. Cet état de suppuration est purement analogue à celui des parotides. Quant à la gangrène, elle est très rare. L'induration survient plus souvent, et expose par ce moyen au cancer.

Le *cancer* du sein peut tenir à toute autre cause qu'à une induration produite par son inflammation. La suppression des règles, un coup, etc., peuvent donner lieu au développement d'une petite glande, d'abord mobile sous le doigt, puis qui, venant à grossir, devient le principe du cancer. Quelle que soit la cause qu'il reconnaisse, voici l'ordre de ses progrès.

Au premier degré, les femmes négligent une petite tumeur qui, d'abord indolente, devient peu à peu douloureuse. Il se manifeste de temps en temps des élancements, mode général de tous les cancers qui commencent.

La suppression des règles ou la récidive d'un coup détermine souvent le passage au deuxième degré. La glande grossit, le sein s'entreprend; il présente des inégalités sensibles à l'œil et à la main. Cet engorgement, quoique mobile, est extrêmement dur; enfin toute la masse du sein se tuméfie, il survient des varices. Les douleurs, qui vont croissant, offrent moins d'intermittence. Les organes voisins commencent à participer à la maladie. Le tissu cellulaire en s'engorgeant procure des adhérences, et fait disparaître les rugosités; les glandes voisines, surtout les axillaires, se gonflent. Ce développement présage-t-il le commencement du cancer chez elles, ou n'est-il qu'un simple symptôme du cancer qui y existe déjà? Il paraît que la plupart du temps ce phénomène n'est que symptomatique dans ces glandes.

Dans le troisième état du cancer, il survient une inflammation qui produit un abcès dont les bords sont renversés. Il se forme des fongosités; un ichor fétide et corrosif en découle. Toutes les parties sont désorganisées; la résorption se fait, la fièvre lente survient, le malade est dans le marasme: à cette époque, l'opération serait inutile.

ARTICLE XI.

MALADIES DE LA RATE.

La glande thyroïde et la rate sont aussi peu connues sous le rapport physiologique que sous celui de l'anatomie pathologique. Les anciens ont associé les maladies de la rate à celles du foie; mais nous n'avons pas encore assez de données sur elles pour affirmer ou pour détruire cette opinion.

L'*inflammation* est assez rare dans la rate. Sauvages, et d'autres nosologistes qui n'ont point ouvert de cadavres, ont donné beaucoup de signes pour la reconnaître, mais rien de moins certain que ces données. La douleur vive à l'hypochondre gauche peut reconnaître souvent tout autre siége que la rate. Les signes certains que nous acquérons dans les maladies organiques portent presque tous sur la lésion des fonctions des organes affectés : or, puisque nous ignorons les usages de la rate, nous ne pouvons connaître de signes certains de son affection. L'ouverture des cadavres laisse peu de traces des maladies aiguës de cet organe. La suppuration n'y arrive presque jamais. La portion du péritoine qui recouvre la rate est au contraire très sujette à l'inflammation. On en juge par les fréquentes adhérences que l'on rencontre dans ces parties.

Une affection de la rate, assez connue, c'est la *tuméfaction* qui peut succéder à certaines fièvres intermittentes, surtout à celles qui ont le type quarte. On ne peut attribuer cet accident à l'abus du quinquina, car on l'a vu survenir sans que ce remède eût été employé. Rarement on reconnaît le gonflement de la rate dès son principe. Point de grosseur appréciable, pesanteur presque insensible dans la partie; mais au bout d'un certain temps ces signes deviennent plus prononcés. La tumeur est très apparente et manifeste au toucher. La douleur est plus intense. Pour explorer ces symptômes, il faut faire prendre au malade une situation convenable. Il survient à la longue divers autres symptômes, tels que la perte d'appétit, le marasme, la fièvre lente, et ordinairement l'hydropisie. Cependant on en a vu persister sans cette terminaison fâcheuse.

L'inspection cadavérique nous offre la rate plus ou moins volumineuse : on en a vu de grosses comme le foie. Elle garde à peu près sa forme primitive. Le tissu est un peu plus dense et comme hépatisé, les vaisseaux sont considérablement dilatés ; ils restent béants quand on les coupe transversalement. Quant aux affections de la rate, relatives au vomissement de sang et à la mélancolie, ce sont de pures chimères.

L'état cartilagineux et osseux de cette partie s'est quelquefois rencontré. Haller en rapporte quelques exemples.

On ne peut douter que beaucoup de maladies n'influent sur la rate; il suffit, pour s'en convaincre, d'établir la comparaison des rates trouvées dans les animaux sains, de celles qu'on rencontre dans les cadavres : on verra que dans ces derniers, la plupart du temps, elles présentent des différences. Quelquefois elle est rapetissée ; d'autres fois elle est infiltrée d'un ichor semblable à la lie de vin. Dans le plus grand nombre des maladies épizootiques, on trouve fréquemment la rate tuméfiée, brune, noirâtre, ramollie.

ARTICLE XII.

MALADIES DE LA GLANDE THYROÏDE.

La glande thyroïde, dont les usages ne sont pas connus, diffère des autres glandes par ses maladies. L'inflammation s'y manifeste peu. Elle est le plus souvent le siége d'engorgements ; quelquefois aussi elle fait éprouver des douleurs si vives que l'opération est indispensable.

Sa maladie la plus commune est le goître ou bronchocèle; tantôt il est héréditaire, tantôt endémique, tantôt enfin il survient spontanément. Les femmes et les jeunes gens y sont plus sujets que les hommes et surtout les vieillards. Il présente un volume variable ; on en a vu descendre jusque sur la poitrine. Les organes adjacents sont rarement affectés. Le tissu cellulaire ne contracte point d'adhérences. Il ne survient point de trouble dans l'économie. Son aspect présente quelquefois des granulations calcaires dans l'intérieur de l'engorgement. Quelquefois il y a infiltration d'un fluide jaunâtre. On ignore la cause du rapport qui existe entre le gonflement de la thyroïde et les facultés intellectuelles chez les crétins.

CHAPITRE X.

MALADIES DU SYSTÈME CUTANÉ.

Les maladies de ce système sont extrêmement fréquentes, ce qui vient sans doute de ce qu'il est plus exposé à l'action des corps extérieurs. Nous les diviserons en deux classes, les essentielles et les symptomatiques. Il est quelques maladies qui semblent tenir l'intermédiaire, comme les pustules des fièvres miliaires.

ARTICLE I.

DE L'ÉRYSIPÈLE.

L'inflammation de la peau connue sous le nom d'*érysipèle* peut survenir partout, mais particulièrement au visage et au bras. Tantôt elle vient de cause externe, tantôt de cause interne. Toute application un peu vive, une chaleur trop considérable, l'action des rubéfiants, un coup de soleil, etc., peuvent en être les causes extérieures. Les causes internes sont aussi en grand nombre; à la suite de quelques maladies, dans les crises de quelques autres, comme dans les fièvres adynamiques ou ataxiques, l'érysipèle n'est que symptomatique. Il peut cependant être idiopathique par cause interne. Quoi qu'il en soit, il présente des variétés très grandes dans son intensité. Entre la simple rougeur produite par l'approche du feu, et l'érysipèle le plus intense, il y a des degrés infinis. C'est la peau qui, de tous les systèmes, est le plus susceptible de coloration, par la multitude de petits vaisseaux sanguins qui la pénètrent. Les systèmes musculaire, cellulaire, rougissent plus lentement.

Presque toujours l'érysipèle essentiel un peu intense est précédé et accompagné d'un mouvement fébrile. Voici quels en sont les symptômes : rougeur plus ou moins vive et plus ou moins étendue de la partie ; quelquefois il s'y mêle une teinte jaunâtre particulière. Cette couleur ne siége que dans la superficie de la peau ; le chorion est ordinairement parfaitement intact. La rougeur disparaît sous le doigt. Il y a tension, mais peu considérable, et superficielle. Quand le phlegmon complique l'érysipèle, la tension est plus ou moins grande. La douleur a un caractère particulier, c'est un sentiment de cuisson aigu, dépendant du mode de sensibilité particulière de la peau. Cette démangeaison a été regardée par les anciens comme produite par la bile. La peau est ordinairement sèche; quelquefois elle se couvre de phlyctènes qui contiennent une sérosité plus ou moins âcre; elles s'ouvrent, et la desquamation survient. Les organes adjacents à la peau peuvent aussi s'affecter, le tissu cellulaire s'entreprend et alors c'est un érysipèle phlegmoneux: quelquefois, au lieu de s'enflammer, ce tissu devient œdémateux. La mauvaise habitude que l'on avait de pratiquer des mouchetures aux pieds, dans les leucophlegmaties très avancées, faisait souvent terminer les érysipèles par la gangrène.

Les symptômes généraux sont assez multipliés : quand la maladie n'est que légère, ils paraissent à peine; mais si elle est intense, il y a des symptômes gastriques qui viennent tantôt du foie, tantôt de l'estomac, tels que flux de ventre, vomissements; il existe aussi une fièvre concomitante, comme dans une foule de phlegmasies. Quelquefois elle prend un caractère fâcheux, tel que l'adynamie ou l'ataxie. Quant aux sécrétions et aux exhalations, elles varient singulièrement; les forces vitales sont plus ou moins altérées.

La terminaison peut s'opérer de diverses manières : la plus bénigne est celle qui se fait par la disparition successive des symptômes; alors il y a desquamation. Souvent il survient des phlyctènes, comme nous l'avons dit; mais elles ne jugent point la maladie qui parcourt toujours ses périodes. D'autres fois la terminaison se fait par l'œdème.

Une autre terminaison est le changement d'un endroit à un autre, comme dans le rhumatisme. On nomme cette espèce *ambulante;* quelquefois le transport se fait à l'intérieur, surtout si l'on a usé de répercussifs; et dans ce cas il peut survenir des maladies beaucoup plus graves que l'érysipèle lui-même. D'autres fois, et plus ordinairement, la suppuration survient; alors l'érysipèle est compliqué de phlegmon. D'autres fois enfin c'est la gangrène qui se fait remarquer par la lividité de la peau, la diminution de la chaleur, et enfin l'eschare gangréneuse.

L'érysipèle diffère suivant les diverses parties où il se manifeste. A la tête, il est souvent dû à un coup de soleil, et il est d'autant plus dangereux qu'il se manifeste quelquefois des symptômes cérébraux. La face est la partie où l'érysipèle se manifeste le plus souvent, ce qui tient sans doute à l'organisation particulière de la peau dans cette région, et à la facilité plus grande qu'ont les petits vaisseaux d'admettre le sang, comme on le voit dans les différentes passions. Au tronc, l'érysipèle affecte une disposition particulière; il est alors connu sous le nom de *zona* ou d'*herpes* : il tourne alors successivement dans toute la circonférence, de sorte qu'il ne guérit dans un endroit que pour renaître à côté.

ARTICLE II.

DE LA BRULURE.

La *brûlure* de la peau n'est qu'une affection par cause externe ; rarement elle s'étend au-delà de ce système. Les brûlures varient suivant l'intensité de la chaleur. Une dose moyenne augmente la transpiration et produit de bons effets ; mais à un plus haut degré le calorique influe sur les forces vitales de la partie, ou même la désorganise. Si l'on s'approche trop près du feu, il survient une rougeur parfaitement analogue à l'érysipèle, qui dure plus ou moins long-temps. Sous ce rapport, la chaleur, à certain degré, doit être regardée comme rubéfiant ; quand elle est plus forte, non seulement la rougeur survient, mais encore il paraît des phlyctènes. Dans ce cas il n'y a point encore de désorganisation de la partie, c'est une simple excitation des forces vitales : les brûlures produites par les liquides font ordinairement cet effet.

L'accident qui, pour l'intensité, suit les phlyctènes, est le racornissement. Ce phénomène est indépendant de toute propriété vitale, puisque dans l'état de mort la même chose arrive : dans ce cas il n'y a encore que rapprochement des parties et non désorganisation. Enfin quand l'action du calorique a été plus intense, la peau devient noirâtre et se réduit en un vrai charbon. Il succède à cet effet du calorique des phénomènes qui, dans le premier degré de la brûlure, ressemblent parfaitement à la marche de l'érysipèle, ce qui dépend du mode particulier de sensibilité de la peau, comme nous l'avons dit à l'article de cette maladie. Quand la désorganisation est totale, l'inflammation survient aux parties saines ambiantes, un phlegmon se manifeste, l'eschare se circonscrit et tombe.

Plusieurs symptômes généraux se manifestent pendant la brûlure. Souvent il y a embarras gastrique, soif ardente, fièvre concomitante plus ou moins forte, ce qui est toujours en raison de l'intensité de la maladie : rarement on remarque des symptômes d'ataxie.

L'action du froid sur les parties est à peu près analogue à celle du calorique, quand il est porté à un certain degré. Sa première action est d'être excitant, comme le calorique dans son premier mode d'action ; à cela près qu'il ne survient jamais de phlyctènes sur les parties rouges, dans ce cas. Quand le froid est plus intense, il y a engourdissement ; il devient débilitant, la teinte de la peau est bleuâtre, livide, et elle finit par se mortifier entièrement. Il n'est pas rare de voir dans les pays du nord les extrémités tomber en mortification par l'excès du froid, surtout chez les vieillards ; dans ce cas, non seulement la peau meurt, mais encore toutes les parties subjacentes : le froid et le chaud agissent donc à peu près de la même manière sur la peau.

ARTICLE III.

DE LA ROUGEOLE.

La *rougeole* consiste dans des taches plus ou moins nombreuses, ou plaques rouges, qui surviennent ordinairement aux enfants, sur la peau. Quelquefois cette maladie est épidémique. On lui distingue diverses périodes : l'invasion, l'éruption, l'état et le déclin. Une fièvre précède toujours de quelques jours, et c'est ce qui constitue l'invasion. Il y a cette différence avec le catarrhe, que la fièvre concomitante ne précède jamais. Cette disposition dans la rougeole fait que l'on ne sait quelle maladie va se déclarer. Souvent aussi il paraît des symptômes gastriques, tels que vomissement, dévoiement, quelquefois des affections nerveuses, mais rarement : ces symptômes fébriles durent plus ou moins long-temps. L'éruption paraît enfin ; rarement elle n'est pas précédée de la fièvre dont nous avons parlé. Ordinairement elle commence par la face : quelquefois ce sont des plaques plus ou moins considérables qui couvrent tout le corps : il y a souvent des pétéchies. Rarement la peau est gonflée; la rougeur va croissant pendant trois à quatre jours, la pression la fait disparaître. Elle se termine par une desquamation, qui ne s'opère que trois ou quatre jours après la disparition de la rougeur.

Quand la maladie est mal traitée, elle peut se terminer par délitescence, se porter à l'intérieur, et produire des effets dangereux : l'intensité de la maladie est toujours en rapport avec celle de l'éruption. Souvent l'origine des membranes muqueuses est aussi entreprise, comme on l'observe dans la membrane pituitaire, la bouche, à l'urèthre et l'anus.

L'ouverture cadavérique nous montre dans cette maladie une extravasation sanguine entre les parties les plus superficielles de la peau.

ARTICLE IV.

DE LA VARIOLE.

La *petite-vérole* est une maladie contagieuse, souvent épidémique. Ordinairement tous les hommes l'éprouvent; la plupart s'en trouvent exempts le reste de leur vie.

La petite-vérole se trouve divisée en deux grandes classes : la bénigne ou discrète et la confluente. Elles sont absolument de même nature, et ne varient que par leur intensité et les diverses complications dont la confluente est susceptible et dont l'autre est toujours exempte.

L'invasion de la petite-vérole se fait en deux ou trois jours; vient ensuite l'éruption de boutons, puis la desquamation, et enfin la convalescence. Dans l'invasion il y a seulement une fièvre qui n'offre le caractère d'aucune intermittente; exacerbation ou non le soir; soif ardente, symptômes gastriques, ordinairement trouble général dans les sécrétions. Dans certains cas, symptômes cérébraux, somnolence, épilepsie, débilité générale, anxiété. Ce n'est qu'à l'éruption qu'on peut juger quelle est réellement la maladie. Les boutons commencent à paraître au bout de trois ou quatre jours; ordinairement ils se montrent d'abord au visage : cette éruption diminue le trouble général. Les pustules sont d'abord rougeâtres, pointues, séparées par de grands intervalles qui peu à peu rougissent, différence d'avec la rougeole, qui rougit subitement toutes les parties de la peau. Les pustules croissent pendant trois ou quatre jours; alors elles sont plus ou moins grosses, arrondies; il y a un gonflement plus ou moins grand du tissu cellulaire, surtout à la face. Les paupières par ce moyen se ferment; le mouvement fébrile, qui avait cédé, se remontre alors; on voit des boutons dans la bouche, dans le nez, mais point au-delà. Quant aux intestins, les auteurs ont prétendu à tort que les boutons s'y développaient. L'inspection cadavérique n'a jamais confirmé cette opinion, sans doute émise par analogie.

Dans la petite-vérole bénigne les boutons sont ronds et pleins : c'est un mauvais signe quand ils sont plats et flasques. Les meilleurs contiennent un fluide blanchâtre, quelquefois transparent; ils sont mauvais quand il est noirâtre ou sanguinolent : peu à peu les boutons se dessèchent dans l'ordre de leur apparition, les symptômes vont toujours en diminuant, les croûtes tombent, et le malade entre en convalescence. Il reste long-temps de la rougeur; la cicatrice est plus ou moins marquée suivant la grosseur des boutons; quelquefois il se fait des crevasses qui, faisant communiquer le pus de l'un à l'autre bouton, forment ce qu'on appelle des *coutures*. Le chorion dans la petite-vérole reste toujours intact.

Une terminaison fatale de la petite-vérole est la répercussion à l'intérieur, qui produit différents maux, suivant l'organe sur lequel elle se fait. D'autres fois elle se complique à la fin d'ataxie ou d'adynamie : il n'est pas rare de voir des phthisies résulter de la petite-vérole répercutée.

ARTICLE V.

DE LA SCARLATINE.

La *fièvre scarlatine* a été différemment considérée par les auteurs. Les uns l'ont regardée comme une fièvre essentielle, d'autres comme symptomatique de l'angine. Il est difficile d'accorder ces diverses opinions. Il est vrai que l'éruption scarlatine n'est que secondaire, et que quelquefois elle peut se compliquer de fièvre de tel ou tel caractère. Il est d'autres cas où ce n'est évidemment qu'une affection cutanée, accompagnée de fièvre concomitante; la fièvre scarlatine doit alors être classée dans les éruptions de la peau. Ordinairement à l'éruption se joint un mal de gorge plus ou moins intense. Le rapport de l'angine est très remarquable dans toutes les éruptions de la rougeole comme dans la scarlatine.

Au reste, que la scarlatine se complique de fièvre ou d'angine, elle s'accompagne toujours de certains phénomènes : ordinairement il y a des symptômes gastriques, des vomissements; l'état des sécrétions est variable; rarement il y a des symptômes cérébraux. La maladie se déclare par des pétéchies analogues à celles de la rougeole. Dans la scarlatine, les taches sont rouges, plates, larges; elles teignent presque toutes la peau d'une couleur rouge cramoisie; dans la rougeole, on voit entre les taches des interstices anguleux et une couleur vineuse qui ne s'observent point dans la scarlatine. Ces taches rouges disparaissent à la pression du doigt, comme dans l'érysipèle; mais dans la scarlatine point de tension, rougeur peu marquée. Il n'y a point de chaleur mordicante; dans la terminaison jamais il ne survient de phlyctènes. D'après cela il est difficile de déterminer à quoi rapporter la fièvre scarlatine, et de décider si c'est une maladie essentielle ou si elle n'est que symptomatique. L'inspection anatomique ne la montre nullement différente de la rougeole, et on ne la distingue de cette maladie que par ses phénomènes concomitants.

ARTICLE VI.

DES DARTRES.

Les *dartres* sont encore une maladie propre à la peau. Ordinairement elles se bornent à ce système, excepté les rongeantes, qui quelquefois intéressent les parties subjacentes. On a distingué quatre espèces de dartres : la farineuse, la miliaire, la pustuleuse, et la rongeante. Ces quatre espèces ne diffèrent point dans leur nature. Les individus les plus exposés aux dartres sont ceux que l'on dit avoir le sang âcre. Ils ont souvent des boutons à la figure; chez eux les fonctions sont toujours plus ou moins troublées.

Les dartres farineuses surviennent indifféremment à toutes les parties; mais c'est surtout à la face et plus particulièrement à l'origine des poils. En les examinant, tantôt on voit la partie préliminairement rouge, tantôt elle ne l'est point. Il se manifeste bientôt de petits boutons très cuisants, moins gros que ceux de la gale. Le fluide qu'ils contiennent se dessèche bientôt; l'épiderme subjacent s'exfolie, et forme ce que l'on connaît sous le nom de croûte farineuse. Relativement aux autres inflammations, les dartres sont toujours chroniques. Souvent, dans cette espèce, il n'y a point de rougeurs concomitantes. Le siége en est immédiatement au-dessous de l'épiderme. La moindre application de corps gras la fait disparaître.

Quant à la dartre pustuleuse, on ne la connaît point aussi bien. Plusieurs auteurs y ont rapporté l'herpès, dont nous avons parlé à l'article de l'érysipèle. Il survient des pustules d'abord isolées, mais qui bientôt se rapprochent et forment des plaques, lesquelles se dessèchent et tombent par desquamation.

La dartre miliaire a beaucoup d'analogie avec cette espèce. Elle se fait remarquer souvent à la partie postérieure du cou.

La dernière espèce de dartres, et qui diffère essentiellement des autres, est la rongeante. Elle a son siége dans tout le tissu de la peau ; elle commence d'abord par de petits ulcères isolés qui se réunissent et s'exaspèrent peu à peu. Il en découle un fluide sanieux. Après avoir rongé toute la peau, elle s'étend aux parties voisines ; les organes subjacents en sont comme disséqués. Toute l'économie se ressent de cette désorganisation. Il survient des symptômes généraux. Dans les autres dartres, ils ne se manifestent que quand il y a répercussion.

ARTICLE VII.

DE LA TEIGNE.

La *teigne*, quoique maladie de la peau, appartient exclusivement au cuir chevelu. On a compris sous ce nom beaucoup de maladies qui n'ont nulle ressemblance. Ainsi, les croûtes laiteuses, que l'on a confondues avec elle, lui sont absolument étrangères ; elles disparaissent beaucoup plus tôt. Les croûtes qu'elle forme sont moins sèches. Tels sont encore les ulcères survenant à la suite de la vermine. Ils présentent les mêmes phénomènes que les croûtes laiteuses ; il en sort un pus qui se dessèche facilement par l'action de l'air.

Ces petites maladies produites par les poux méritent quelquefois de l'attention. On a éprouvé que quand on se défaisait de ces insectes trop subitement, on s'exposait à des accidents fâcheux, tels que des maux de tête violents. Enfin des dartres farineuses peuvent aussi se manifester au cuir chevelu : nous en avons déjà parlé.

La teigne, proprement dite, a été divisée en deux classes : celle qui est ulcérée et celle qui ne l'est pas. Voici sa marche. Elle se manifeste toujours au cuir chevelu, à l'origine des cheveux. Quelquefois elle se montre par petits boutons semblables à ceux des dartres ; d'autres fois elle se termine par de petits ulcères, d'où il découle un liquide abondant. Bientôt il se forme au-dessus une croûte plus ou moins sèche, qui a l'apparence d'une croûte générale : d'autres fois ce sont des croûtes isolées ; elles tombent avec facilité, mais se renouvellent de même. L'ulcère de la teigne a été assez mal connu des anciens. Les uns ont placé son siége dans les bulbes des cheveux ; mais c'est à tort. L'inspection anatomique montre qu'ils sont placés à la superficie du chorion, et que rarement ils vont au-delà. Quelquefois la teigne cesse spontanément, d'autres fois elle se prolonge un temps indéfini, jusqu'à ce que l'on emploie un moyen efficace pour la détruire. Souvent il existe une diathèse générale de cette affection ; si on la répercute, elle peut produire de funestes effets à l'intérieur.

ARTICLE VIII.

DE LA GALE.

La *gale* est une affection de tous les téguments, cependant rarement on la voit à la face. C'est surtout au tronc et aux membres qu'elle survient. Elle peut venir spontanément ou par communication. Quelle que soit sa cause, elle se manifeste toujours par de petits boutons, surtout dans l'intervalle des doigts, et en général à toutes les jointures. Ces petits boutons contiennent un ichor blanchâtre; ils sont pointus et très faciles à distingu · des autres éruptions cutanées. L'affection est absolument superficielle à la peau. Certains auteurs modernes ont prétendu que ces boutons dépendaient du développement d'animalcules; mais il ne paraît pas que son développement soit toujours dû à cette cause. En effet, on voit qu'ils paraissent et disparaissent avec la plus grande facilité. Ils sont nombreux quand le malade s'expose à la chaleur, et rares quand il fait froid. La répercussion de la gale peut produire aussi de funestes effets à l'intérieur. Ces petits boutons produisent une démangeaison particulière différente des autres; quelquefois ils s'excorient. Il survient une croûte qui tombe par desquamation.

La *lèpre* était une maladie très connue des anciens. Elle est maintenant si rare qu'on ne peut la décrire.

ARTICLE IX.

DES AFFECTIONS SYMPTOMATIQUES DE LA PEAU.

Ces affections sont très fréquentes dans la plupart des maladies, tant aiguës que chroniques. Elles peuvent se diviser en trois classes. Les premières sont celles qui consistent dans des plaques plus ou moins rouges, comme dans l'érysipèle et la rougeole. Les deuxièmes sont des boutons plus ou moins considérables, comme on en voit dans la fièvre miliaire, dans la fièvre rouge, etc.; enfin les troisièmes sont relatives à l'altération des diverses fonctions de la peau.

Les éruptions dans les diverses fièvres ne portent point le caractère de l'érysipèle. Point de tension, ni de douleur vive, jamais de terminaison par suppuration, souvent point de desquamation, parcequ'il n'y a point eu de tension. Ces éruptions se montrent différemment : parfois elles sont épidémiques; elles surviennent quelquefois spontanément dans les fièvres gastriques et les inflammatoires. Divers auteurs ont cru ces éruptions propres à juger la maladie; mais elles n'apportent aucune modification à la fièvre, et l'on ne peut les considérer comme critiques. Elles ont évidemment leur siége dans le tissu vasculaire subjacent à l'épiderme. La plupart de ces éruptions coïncident indifféremment avec les maladies funestes ou avec les bénignes. Il en est une particulière, nommée par les auteurs *fièvre rouge*, qui doit toujours compter pour un symptôme funeste, parcequ'elle complique les fièvres adynamiques ou ataxiques. Il survient quelquefois des éruptions analogues après avoir mangé de certains poissons, tels que le homard, les moules, etc.

L'autre classe d'éruptions comprend les *pétéchies*. Il y en a de plusieurs espèces; les plus communes sont celles des fièvres adynamiques. Elles ne doivent point être regardées comme un symptôme de cette maladie, et elles ne doivent déterminer aucun changement dans le traitement. L'inspection anatomique prouve que leur siége est dans le tissu capillaire cutané.

Outre les pétéchies adynamiques, il en survient encore d'autres dont les auteurs s'étaient servis pour caractériser les fièvres qu'elles compliquent, et qu'ils nommaient *ortiées*. Mais il est certain que ces pétéchies peuvent survenir dans des fièvres de diverse nature. Les pustules *miliaires* sont dans le même cas.

On distingue *la miliaire rouge* et *la miliaire blanche* : l'éruption paraît ordinairement au quatrième ou cinquième jour; souvent elle complique une fièvre adynamique. Elle se termine ordinairement par desquamation. L'espèce rouge est rare. La blanche est la plus fréquente. On la voit souvent coïncider avec une fièvre inflammatoire; sur la rougeur qui survient d'abord, s'élèvent de petites pustules disséminées : ces petits boutons tombent par desquamation. Leur siége est également dans le système capillaire.

Il peut aussi survenir sur la peau de petites vésicules qui sont toujours de sinistre présage, à cause du caractère de la fièvre qu'elles compliquent.

L'altération sympathique de l'exhalation de la peau a lieu presque dans toutes les maladies. Elle varie singulièrement alors, tant dans la quantité que dans sa nature. Tantôt ces dérangements d'exhalation sont purement symptomatiques, d'autres fois ils sont critiques.

Le frisson et la chaleur sont des phénomènes qui se rapportent spécialement à la peau, et non aux organes intérieurs. Il faut bien à cet égard distinguer la sympathie de chaleur d'avec la chaleur sympathique. Dans les fièvres où le malade croit être brûlant, et conserve néanmoins sa chaleur naturelle, il y a sympathie de chaleur. La chaleur sympathique existe, au contraire, lorsqu'un organe s'échauffe à l'occasion d'une affection étrangère ou d'une passion de l'âme.

Parmi les affections sympathiques chroniques de la peau, il faut ranger d'abord les affections vénériennes. Elles dénotent alors que le vice est général. Il se montre tantôt par des rougeurs locales de la peau, plus ou moins dures, surtout vers les bords. On sait que le virus vénérien se porte plus souvent sur les glandes lymphatiques, ou sur les membranes muqueuses. Quelquefois aussi il survient des crêtes, des condylômes vénériens, qui dénotent toujours une affection locale, tandis que les taches annoncent une affection générale. Toujours ces affections sont chroniques : on doit bien les distinguer de ces éruptions qui se montrent quelquefois au visage, et dépendent souvent d'un vice herpétique. Le scorbut peut aussi produire des phénomènes à peu près semblables, et laisser voir ce que l'on nomme des taches scorbutiques. Dans ce cas, le tissu de la peau est intact et ne montre que du sang extravasé.

Dans la plupart des maladies chroniques, les sécrétions et les exhalations de la peau sont aussi troublées. Ainsi dans les suppurations intérieures, la peau est sèche, il y a petit frisson le soir, pouls petit et serré, sueur nocturne.

Quant à l'état de la peau, après la mort, il varie singulièrement : dans certaines apoplexies où la face est violette, cette couleur disparaît peu par le défaut de tonicité des petits vaisseaux. Il en est de même de toutes les autres inflammations aiguës. Quant aux chroniques, elles ne disparaissent presque pas; le sang se trouve alors comme combiné avec les parties.

CHAPITRE XI.

MALADIES DES MUSCLES DE LA VIE ORGANIQUE.

Le système musculaire se divise en deux parties principales : l'une comprend les muscles organiques, l'autre les muscles locomoteurs. Ces deux classes si distinctes en physiologie sous le rapport de leurs propriétés vitales, le sont aussi en pathologie sous le rapport de leurs affections.

Le système musculaire organique est susceptible d'un grand nombre de maladies, à raison des variétés de sa structure. L'uniformité de l'autre au contraire en rend toutes les maladies communes et susceptibles de passer subitement d'un endroit à l'autre, comme le rhumatisme; chaque partie fibreuse des viscères étant isolée a sa maladie particulière. Ainsi l'inflammation des intestins n'est point la même que celle du cœur ou de la matrice. Nous traiterons des maladies du cœur en premier lieu.

ARTICLE I.

MALADIES DU COEUR.

Le cœur est composé de trois parties: de sa membrane externe, qui appartient au péricarde; de son tissu musculaire; enfin de sa membrane interne, qui dépend des vaisseaux. Nous ne devons nous occuper ici que de la substance charnue du cœur. On a distingué ses maladies en aiguës et chroniques. Les anciens médecins les connaissaient mal. Corvisart depuis peu les a beaucoup mieux développées. Le cœur est sans doute susceptible d'inflammation aiguë comme les autres muscles; mais l'on doit soumettre cette maladie à de nouvelles recherches, puisque les signes qu'on en a donnés sont très vagues; ce qui prouve qu'elle doit être rare, c'est qu'on en rencontre peu de traces dans les ouvertures cadavériques. Il en est de même de la suppuration du cœur. A l'égard des altérations des parties charnues de ce viscère, dans leurs propriétés vitales, sa contractibilité éprouve quelquefois des intermittences, et c'est ce qui constitue la syncope. Ce cas est plus rare que celui où ces mêmes propriétés vitales sont exaltées. On ne peut douter que dans la plupart des fièvres le cœur ne soit affecté dans ses forces vitales, qui sont accrues d'énergie. Il faut bien distinguer à ce propos le pouls des affections organiques du cœur, de celui que produit la fièvre dans certains cas, car on s'exposerait souvent à porter de fâcheux pronostics. Dans les fièvres, quand il est intermittent, il est d'un mauvais présage, tandis que quand il y a affection du cœur cette intermittence se conserve très long-temps sans accident. Dans les fièvres intermittentes, la force du pouls est un signe de pléthore. Au contraire, dans certains anévrysmes du cœur, le pouls présente la même plénitude. Quand l'hydropisie vient à la suite d'une maladie du cœur, souvent le pouls a une force extrême. L'altération du cœur est donc ce qui produit essentiellement la fièvre, qui se complique ensuite et qui prend par là tel ou tel caractère.

Une autre affection aiguë du cœur, ce sont les *palpitations*, qui consistent dans des battements plus ou moins marqués et plus ou moins prolongés de cet organe. Ces palpitations tiennent, tantôt à une abondance plus grande de sang, comme dans la course, tantôt à une excitation des forces vitales, comme dans les passions. Dans la plupart des affections où le poumon s'embarrasse, le sang ne pouvant circuler, il en résulte des palpitations plus ou moins grandes du côté droit. Il est une autre cause de palpitations jusqu'à présent inconnue, c'est l'asthme, qui, malgré son siége dans le poumon, se remarque cependant rarement sans palpitations. Ce battement est accompagné de difficulté de respirer, d'oppression, etc. Cet état en impose souvent pour une maladie du cœur.

Ordinairement les palpitations tiennent à la disposition organique des parois de ce viscère, qui peuvent s'ossifier ou prendre plus d'amplitude, ce qui constitue deux classes de maladies. Nous nous occuperons d'abord de la dernière.

Le volume du cœur dans le cadavre peut varier suivant le genre de mort. Il est des cas où sa partie droite est très resserrée, comme dans les morts par hémorrhagie. Chez les guillotinés, on trouve le cœur extrêmement petit; dans la syncope, la même chose s'observe. Dans la phthisie, il diminue encore, parcequ'il y a moins de sang qu'à l'ordinaire.

Les asphyxies au contraire augmentent singulièrement le volume du cœur; il en est de même de l'apoplexie; on trouve dans ces cas le volume du cœur double de celui qu'il a dans les hémorrhagies. Ces sortes de dilatations accidentelles portent surtout sur le côté droit; l'amincissement qui se fait dans les parois diminue alors l'épaisseur des colonnes charnues. Dans l'anévrysme, au contraire, les colonnes prennent plus de volume.

L'*anévrisme* du cœur peut se former du côté

droit, qui correspond au sang noir, et du côté gauche, qui correspond au sang rouge : c'est ce dernier qui en est le plus fréquemment affecté ; il survient surtout chez les adultes, et ordinairement reconnaît pour cause un état moral. Il peut encore exister d'autres causes ; une assez probable, c'est l'ossification des artères environnant le cœur, qui s'opposent par là à la circulation. L'anatomie pathologique fournit beaucoup de ces exemples ; ainsi l'ossification de la crosse de l'aorte entraîne souvent la dilatation anévrysmatique du côté gauche du cœur. Quelles que soient d'ailleurs les causes de l'anévrysme, en voici les phénomènes : ils sont essentiels ou symptomatiques.

Les battements dans la région du cœur ne sont pas toujours un signe certain d'anévrysme ; ils tiennent souvent à des fluides accumulés ou à d'autres causes. En général, dans l'anévrysme, un battement plus ou moins fort se fait sentir dans les régions de la poitrine, et d'autant plus vivement que l'individu est plus maigre. Il se propage même quelquefois jusqu'à l'appendice xiphoïde. Certains auteurs, dans ce cas, voulaient que la dilatation occupât le tronc cœliaque ; mais celui-ci se trouve trop profondément situé : alors, au contraire, on peut affirmer qu'il existe un anévrysme du cœur. Dans les personnes très maigres, quelquefois on sent la pulsation plus ou moins sensiblement à droite. Tantôt les battements sont continus, tantôt il y a paroxysme, et c'est ordinairement au soir; alors les symptômes s'accroissent, et le malade est sur le point d'être suffoqué. Cet état est joint à une disposition particulière du pouls, laquelle varie singulièrement. Tantôt il est extrêmement grand et fort, les battements sont tumultueux; d'autres fois il est très petit, faible et concentré. Ces variétés peuvent se montrer dans le courant de la même maladie. Ordinairement dans les anévrysmes simples, le pouls n'est point intermittent; il ne le devient que par l'ossification des valvules. Une douleur se manifeste dans les maladies du cœur, comme dans toutes les affections organiques; ce sentiment local de douleur profonde se rapporte ordinairement à l'appendice xiphoïde. Souvent il y a embarras dans toute la poitrine; quand on la percute, le côté droit est plus sourd que l'autre. Ce signe est pour ces affections bien moins sûr que pour les épanchements. A l'égard de la pression abdominale, elle est tantôt avantageuse, tantôt nulle. Quand le cœur est volumineux, alors elle est douloureuse, il y a un sentiment de lipothymie. Quand il y a un épanchement dans le péritoine, la même chose arrive; mais quand il n'y a qu'ossification, ce moyen est nul. L'étouffement est un symptôme commun aux maladies du cœur et du poumon, pour peu qu'elles soient graves : on ne peut douter que lorsque le volume de l'organe de la circulation est énorme, il ne cause des étouffements en comprimant le poumon. On remarque que le malade est mieux dans la journée, et que les symptômes s'accroissent le soir. La distinction de l'étouffement causé par le cœur ou par le poumon est essentielle à bien connaître. La position des malades dans les affections du cœur est un signe caractéristique; ils ne peuvent se coucher horizontalement, et pour respirer facilement, ils se mettent sur leur séant. Dans cette situation, le cœur ne refoule pas autant le poumon. Il y a habituellement toux plus ou moins violente, tantôt sèche, tantôt avec crachats plus ou moins abondants. C'est l'ensemble de tous ces signes qui donne la connaissance de la maladie. Tantôt ils sont persistants, tantôt il y a paroxysme, surtout le soir; quelquefois ils ne se montrent que tous les deux ou trois jours.

Quant aux symptômes des organes voisins, le péricarde se remplit quelquefois de liquide; mais moins souvent, à proportion, que le péritoine dans les maladies du bas-ventre. L'appétit se dérange, la face se boursoufle et devient pâle, l'état des sécrétions est variable. Quelquefois il y a leucophlegmatie, comme cela arrive dans beaucoup d'affections organiques. La durée de ces anévrysmes est quelquefois de trois ou quatre mois, ou de trois ou quatre ans. Cette maladie est évidemment chronique : elle est la seule de son espèce qui n'apporte point de désorganisation dans les parois de l'organe. Cinq ou six jours avant la mort, la face se décompose, le malade crache du sang pur ou mêlé de mucosités. L'autopsie cadavérique découvre le poumon sain ou adhérent ; le volume du cœur est plus ou moins grand ; c'est ordinairement le côté gauche qui est malade. Souvent il y a affection de l'aorte ; les parois augmentent ordinairement d'épaisseur ; les colonnes sont grosses ; quelquefois l'oreillette est un peu dilatée ; le poumon est plus ou moins gorgé ; les organes gastriques sont dans l'état naturel. Le côté droit est aussi quelquefois le siége d'anévrysmes ; mais rarement alors ses parois augmentent d'épaisseur.

Nous avons parlé des affections sympathiques du cœur à l'article de la fièvre.

ARTICLE II.

MALADIES DU TISSU MUSCULAIRE DIGESTIF.

Après le tissu charnu du cœur viennent les tissus musculeux de l'œsophage, de l'estomac, des intestins, de la vessie et de la matrice. Ils sont en général peu exposés aux affections organiques. Jamais il ne leur survient de dilatation. Les cancers et les divers engorgements peuvent les intéresser, mais ce n'est que par contiguïté. Il n'en est pas de même des affections aiguës : souvent dans l'estomac le vomissement est déterminé par l'action spasmodique des fibres musculeuses. Il en est de même dans le *volvulus*. L'affection est alors étrangère à l'organisation, et ne réside que dans la lésion symptomatique ou essentielle des forces vitales dans ces tissus. Le vomissement peut dépendre de l'affection de la membrane muqueuse ; souvent l'organe à l'occasion duquel il survient est très éloigné. La diarrhée symptomatique est aussi assez commune. Il en est de même pour la vessie.

Les tissus musculeux de la vie organique n'ont rien de commun avec les muscles de la vie animale ; ils ne ressentent point de convulsions. Cependant il est une espèce de colique dans laquelle le tissu musculeux des intestins semble paralysé ; c'est *la colique des peintres*, dans laquelle il est si difficile d'aller à la selle. Dans certaines hémiplégies où les intestins du côté affecté participent à la paralysie, la vessie est sujette à quelques affections spasmodiques.

ARTICLE III.

MALADIES DU TISSU UTÉRIN.

Le tissu de la matrice est le siége de nombreuses lésions; malgré qu'on en ait beaucoup parlé, elles sont encore peu connues. Il en est de son inflammation comme de celle du cœur; quoiqu'on ne puisse douter de son existence, on manque cependant de signes pour la reconnaître; l'autopsie cadavérique ne laisse apercevoir que de faibles traces de rougeur. Bien que les auteurs aient parlé de la suppuration du tissu de la matrice, néanmoins on en observe rarement des indices. Dans la fièvre puerpérale on trouve ce tissu toujours sain. Quant à l'induration de la matrice, elle est assez rare et n'entraîne pas toujours un état maladif : on la trouve chez des sujets pleins de santé. C'est sans doute à tort que l'on avait placé dans cette disposition la cause du défaut de fécondité. Dans le cancer cette induration n'est que par contiguité.

Les *polypes* de la matrice sont de deux espèces : les uns sont produits par la membrane muqueuse et peuvent être considérés comme des fongus, qui souvent se détachent par lambeaux; les autres ont leur siége dans le tissu charnu lui-même. Ils sont comme sarcomateux; rarement ils paraissent avant l'âge de puberté ; ils sont plus ou moins durs et nombreux, formés de couches concentriques ou inordonnées, tantôt présentant dans l'intérieur une disposition celluleuse. Leur volume varie et est subordonné à leur nombre. Ils se portent tantôt du côté de la cavité de la matrice, tantôt au dehors. Dans le premier cas la membrane muqueuse les recouvre sans être affectée ; d'autres fois le polype occupe simplement l'épaisseur des parois de la matrice où il s'est formé. D'après cette disposition, on voit combien la ligature doit souvent être infructueuse pour en obtenir la guérison. Les signes des polypes de la matrice sont communs ou particuliers : d'abord douleur sourde dans la région de la matrice, qui se propage vers les lombes ; quelquefois la menstruation se dérange, des flueurs blanches surviennent. Cette affection de la membrane muqueuse à l'égard du polype de la matrice se fait par la même loi que s'opère le crachement de sang dans l'affection du poumon. Il y a vomissement sympathique de temps à autre ; le pouls reste dans l'état ordinaire ; rarement il y a un mouvement fébrile ; point de sueurs ni de défaillances, et en général aucun symptôme des autres affections organiques.

Quant aux signes propres, lorsque le polype se porte vers le dedans, alors ou il reste dans la matrice, ou il vient dans le vagin, ou enfin il sort au dehors. Dans le premier cas, il est difficile de le reconnaître; quand il est dans le vagin, le toucher ne le laisse pas ignorer. Il se fait quelquefois des hémorrhagies. La tumeur est arrondie ou bosselée dans ses diverses parties. On pourrait la confondre avec la chute ou le renversement de cet organe. Dans la chute du vagin ladifférence au toucher est bien sensible : le museau de tanche garde toujours sa disposition ordinaire. Le renversement n'arrive ordinairement qu'à l'époque de l'accouchement; d'ailleurs il est souvent lui-même une suite du développement du polype. Quelquefois ces polypes tombent spontanément, coupés par le museau de tanche, ou bien l'on en fait la ligature. Quand ils sortent au dehors, la membrane muqueuse qui les recouvre prend un aspect cutané. Quand la tumeur se porte du côté du ventre, alors on ne peut guère la reconnaître : on ne sait si c'est une hydropisie de l'ovaire, ou une collection d'hydatides. Quant aux signes tirés de la lésion des fonctions, on ne peut rien en conclure non plus. Ordinairement vers la fin il survient une leucophlegmatie générale.

L'*alongement* du col de la matrice est encore une maladie de son tissu charnu; il peut être spontané, et tenir quelquefois au déplacement de ce viscère. La matrice peut aussi éprouver une *rétroversion*, accident qui survient dans les premiers mois de la grossesse, et d'où résultent la rétention d'urine, la constipation.

Le *renversement* de matrice n'arrive que pendant l'accouchement, souvent par la maladresse de la sage-femme qui se presse trop de détacher le placenta. Les affections symptomatiques du tissu charnu de la matrice sont très rares, hors le temps de la grossesse : ses rapports avec les autres organes sont presque nuls. Souvent, lors de la gestation, des causes inconnues et purement sympathiques peuvent provoquer l'avortement.

CHAPITRE XII.

MALADIES DES MUSCLES DE LA VIE ANIMALE.

Le système des muscles de la vie animale est plus souvent altéré dans sa structure intime que celui de la vie organique. D'abord il est plusieurs maladies dans lesquelles il est purement passif: telles sont les convulsions et la paralysie, dont la cause est dans les nerfs. Nous ne nous occuperons ici que des affections propres au système musculaire.

Le *rhumatisme*, quant à sa nature intime et aux changements qui s'opèrent dans les muscles qu'il attaque, est encore bien peu connu. Il n'en est pas de cette inflammation comme de celles de la peau et du tissu cellulaire, où l'on peut facilement observer les phénomènes qui s'y passent. On ne sait quel en est le siége spécial; on a peine à croire que les muscles et les tendons, vu leur structure si différente, se partagent le siége du rhumatisme. Il semble se porter alternativement sur l'un et sur l'autre : la question est de savoir si la maladie est vraiment dans la fibre musculaire ou dans la fibre tendineuse : c'est un objet important de recherches. Le rhumatisme se remarque évidemment dans les parties où il y a beaucoup de fibres charnues, comme dans le grand pectoral et aux lombes, etc. Dans ces diverses parties il existe quelques fibres tendineuses. L'ouverture cadavérique n'apprend rien à ce sujet ; ainsi il faut suspendre son jugement.

Il est incontestable que le rhumatisme siège quelquefois dans le tissu fibreux, comme quand il se porte sur les articulations, où certainement il n'y a point de muscles, comme au poignet, aux pieds, etc. L'ouverture cadavérique ne montre alors aucun changement dans la partie fibreuse : on trouve ordinairement les gaînes et les capsules plus infiltrées de synovie. Il paraît que cette exhalation plus abondante des membranes synoviales est purement symptomatique, et que l'affection principale est dans les tendons. Il est donc certain que, dans plusieurs cas, le siége du rhumatisme est exclusivement dans le système fibreux; peut-être siège-t-il dans les deux systèmes à la fois, comme on voit le vice vénérien affecter les os et les membranes muqueuses. Quel que soit le siège du rhumatisme, voici ses phénomènes. En général il est produit par le passage d'un air chaud à un air froid et humide. La suppression de diverses évacuations peut aussi le causer. Il n'est ici question que du rhumatisme aigu. Il siége plus particulièrement dans les muscles des lombes, et il se nomme alors *lumbago ;* dans la partie supérieure du dos, quelquefois au bas du cou, d'autres fois à la poitrine. Il ne faut pas confondre, comme Stoll, la douleur de la pleurésie avec le rhumatisme; elle est alors toujours fixe, au lieu que dans le rhumatisme elle se déplace avec la plus grande facilité. Si le vésicatoire l'enlève dans ce cas, on n'en peut conclure que l'irritation siége dans les muscles.

Les muscles abdominaux sont rarement affectés de rhumatisme. Les parties les plus exposées sont sans contredit les articulations et particulièrement les plus considérables. La douleur est extrêmement mobile, et surtout la nuit, où elle passe en un instant d'une partie à une autre. Quelquefois deux ou trois endroits sont affectés à la fois. Rarement le diaphragme en est atteint; quand cela arrive il survient du hoquet.

La maladie débute par des lassitudes spontanées, des douleurs vagues, de l'abattement, un frisson, un état douteux de santé; bientôt la douleur est plus forte et plus fixe; on éprouve un sentiment de déchirement dans les articulations affectées, la partie est très sensible au toucher, et quelquefois le poids des couvertures est insupportable; la contraction musculaire est très difficile; de là, aphonie presque complète, quand la maladie est dans le larynx; les parties adjacentes sont plus ou moins tendues, la rougeur est plus ou moins vive. Ces douleurs sont souvent très fixes, quand elles occupent les muscles.

Les symptômes généraux sont souvent ceux d'un embarras gastrique. Il y a toujours fièvre concomitante dont l'exacerbation a lieu le soir. La sueur mérite une attention particulière; ordinairement elle paraît dans cette maladie, mais elle n'est point symptomatique. Rarement il y a complication d'adynamie ou d'ataxie.

La terminaison du rhumatisme, sous le rapport de la durée, est extrêmement variée; elle est ordinairement subordonnée à son intensité. Souvent cette affection aiguë se prolonge pendant vingt ou trente jours; quelle que soit sa durée, elle peut se terminer par résolution. La partie présente alors la rémission de tous les symptômes, sans qu'ils se reproduisent ailleurs, quoique la résolution soit parfaite.

Cependant la maladie peut se remontrer au bout d'un an ou plus, soit sous forme chronique, soit sous forme aiguë; la suppuration peut aussi survenir; mais les observations qui l'attestent sont si mal faites, qu'on ne sait trop comment elle arrive. Rarement il y a assez d'intensité pour déterminer la mort; et quand elle survient, elle n'est due, la plupart du temps, qu'à une affection qui complique le rhumatisme, telle que l'adynamie ou l'ataxie.

Une terminaison bien plus commune est le passage au type chronique, comme on le voit dans toutes les autres phlegmasies. Assez souvent le rhumatisme chronique survient sans affection aiguë préliminaire; on le connaît sous le nom vulgaire de *fraîcheurs*. Il diffère sensiblement de l'aigu, d'abord relativement au siége. L'aigu attaque surtout les articulations; le chronique siége surtout dans les muscles; la douleur est peu sensible à la pression; dans d'autres cas la sensibilité est extrême. Point de tension dans le chronique, dans l'autre elle est considérable. Dans le premier, point de fièvre concomitante; dans le second, il y en a toujours. L'embarras gastrique, les sueurs, accompagnement fréquent des maladies aiguës, se montrent rarement dans le chronique. L'aigu suit le type continu, le chronique le type intermittent; il disparaît et revient aux changements de temps : on doit, d'après cela, distinguer facilement ces deux espèces.

Quelquefois la douleur se fixe de préférence dans une partie, d'autres fois elle est mobile ; dans les deux cas l'inspection cadavérique n'apprend rien sur la lésion organique. Les intervalles des accès sont plus ou moins grands, tantôt un mois, quinze jours, cela varie. Si cette affection se prolonge plusieurs années, il est à craindre que le malade ne le garde toute sa vie. Soit que les époques se rapprochent ou s'éloignent, on peut parvenir à détourner la douleur locale au moyen d'un vésicatoire ou rubéfiant quelconque. Quand la douleur a duré long-temps dans une partie, elle entraîne un degré sensible de faiblesse.

Le rhumatisme chronique peut se compliquer de quelque autre affection, et entre autres de la *goutte*, avec laquelle il a beaucoup d'affinité; cependant il est des différences tranchantes qui les isolent. Relativement aux causes, la goutte est le produit de la bonne chère, tandis que le rhumatisme vient des vicissitudes de l'atmosphère. L'une est héréditaire, et l'autre ne l'est point; celle-ci affecte surtout les petites articulations, celui-là siége dans le tissu fibreux ou dans les muscles. Quand le rhumatisme a duré long-temps, il dure toujours. La goutte éprouve de grands intervalles; quand les attaques se dissipent, les urines déposent des concrétions.

Le rhumatisme peut encore coïncider avec le scorbut ou la vérole; mais cette complication est facile à reconnaître.

Un changement dangereux, qui s'opère quelquefois dans le rhumatisme, c'est son transport sur des parties qu'il n'attaque pas ordinairement. Les métastases, quoique plus rares que dans la goutte, s'observent quelquefois : alors la douleur de l'articulation cesse, et la lésion de l'organe où s'est fait la métastase se manifeste. Dans ce cas l'action d'un rubéfiant est très efficace, parce-qu'elle détourne l'irritation et l'appelle au dehors.

Les muscles de la vie animale présentent encore certains phénomènes; tels sont les accroissements irréguliers de nutrition, causés par un fréquent exercice des parties. D'autres fois il y a atrophie, qui tient ou à la ligature d'une artère, ou à la section d'un nerf, ou à une paralysie; alors elle n'est sensible qu'au bout de trois ou quatre ans. D'autres fois enfin, c'est à la suite d'affections rhumatismales chroniques; le membre est tantôt d'une pâleur remarquable, tantôt jaune. Les vaisseaux sont évidemment plus rétrécis, et ce rapport des vaisseaux est constant dans la diminution et dans l'accroissement des parties : il n'en est pas de même des nerfs.

Les *lassitudes* sont des douleurs produites par la trop longue contraction des muscles. Elles sont quelquefois symptomatiques. Les affections symptomatiques sont encore bien moins connues dans les muscles que les essentielles : il est rare qu'une maladie aiguë n'en soit pas compliquée. Ces affections se réduisent à des lassitudes préliminaires : on ne les observe jamais à la fin des maladies. Ces tiraillements s'observent aussi dans les fièvres muqueuses, inflammatoires et lentes : ces phénomènes doivent être comptés pour rien dans le traitement. Le plus haut degré de la lassitude des muscles c'est la fièvre adynamique, dans laquelle ils sont tous frappés d'une débilité telle qu'ils ne peuvent plus soutenir le corps; de là, abattement, coucher en supination, etc.

CHAPITRE XIII.

MALADIES DU SYSTÈME ARTÉRIEL.

Les maladies de ce système sont bien différentes de celles du système veineux, à raison de leur différence de structure. En effet, rien de plus différent que l'anévrysme et la varice.

Les maladies des artères sont bien moins connues qu'il ne le paraît à la lecture des auteurs. Leur *inflammation*, qui devrait exister dans toutes les fièvres essentielles, ne laisse aucune trace de son existence sur le cadavre, tant à l'extérieur qu'à l'intérieur des artères. Quelquefois on trouve bien à la surface interne un peu plus de rougeur, mais cela tient à un reste de sang combiné avec l'oxygène. Nous n'avons donc aucune donnée sur l'inflammation de ce système. Il en est de même de la suppuration, de la gangrène; il y paraît moins disposé que les autres parties, puisque souvent il reste seul organisé au milieu d'un membre putréfié. On ne sait rien sur son inflammation chronique ni sur son induration. L'anatomie pathologique est plus éclairée sur les maladies des membranes qui tapissent les artères; la membrane interne est le siége essentiel de l'ossification. Il n'en est pas de même de celle des veines; cette membrane en offre partout, soit dans le cœur, soit dans les artères. Cette disposition est si commune vers la fin de la vie, qu'elle semble plutôt un phénomène naturel qu'une maladie. Aussi rien de plus commun chez les vieillards que l'irrégularité du pouls; chez les adultes, la circulation étant plus prompte, ne peut s'accommoder sans inconvénient à cet obstacle.

Le système à sang rouge commence aux veines pulmonaires. On ne connaît point d'observations qui attestent l'ossification dans ces canaux. Le cœur, à son oreillette et son ventricule gauches, peut offrir des ossifications dans les valvules. On en observe souvent dans la valvule mitrale; elle éprouve alors un rétrécissement réel. Quelquefois cette ossification commence par son rebord libre, d'autres fois c'est à son insertion: dans ce dernier cas le rétrécissement n'est pas aussi grand. Quelquefois sans ossification cette valvule se racornit de manière à laisser passer peu de sang; il en résulte nécessairement une irrégularité dans le pouls. Les valvules aortiques sont encore beaucoup plus fréquemment ossifiées; elles le sont souvent toutes les trois, soit à leur base, soit à leur sommet. Ces ossifications s'annoncent par des symptômes d'anévrysme, lequel quelquefois en effet vient compliquer cette affection ; il y a de la toux, de la difficulté de respirer, surtout le soir, une grande irrégularité dans le pouls, etc. ; cependant cette inégalité n'est pas nécessairement inhérente à cette disposition. La membrane interne des artères s'ossifie bien fréquemment ; aussi cette ossification a chez elles deux degrés : dans le premier l'on sent de l'inégalité, de la rugosité ; bientôt divers points d'ossification se développent dans les parties ; ils gagnent peu à peu en forme de plaques, et se réunissent les uns aux autres au moyen d'une membrane qui les recouvre. Ces plaques, quoique très larges, sont très minces, et laissent une mobilité assez grande à l'artère : quelquefois elles se prolongent jusqu'à la bifurcation des iliaques. Quant à l'ossification des artères elle arrive rarement chez l'adulte ; c'est surtout chez les vieillards où tout tend à se racornir : du reste cette disposition n'entraîne aucun inconvénient chez eux.

Quelquefois les valvules mitrales deviennent le siége de petites tumeurs semblables à des choux-fleurs, comme on en trouve une observation dans le Journal de médecine.

Nous ne parlerons ici que des anévrysmes spontanés et connus sous le nom vulgaire d'*anévrysmes vrais*. Dans cette maladie, tantôt il y a dilatation de toutes les tuniques artérielles, tantôt les deux internes se rompent et l'externe seule se dilate.

Quand on examine un anévrysme commençant, ou voit l'artère dilatée dans toutes ses membranes, malgré que quelques auteurs aient prétendu que cela ne pouvait exister. Il est vrai que cette dilatation totale ne peut aller au-delà d'un certain point; les plus gros anévrysmes, que l'on observe avec cette disposition, sont ceux de l'aorte. Desault a vu à l'Hôtel-Dieu un homme qui portait cinq à six anévrysmes, dans lesquels toutes les membranes étaient dilatées; dans ce cas la partie ne laisse pas que de s'amincir. Quant au sang que contient la tumeur, il est ordinairement liquide, puisqu'elle disparaît à la moindre pression; cependant on ne peut l'affirmer, parcequ'on a rarement l'occasion de voir de semblables anévrysmes.

Le plus ordinairement, quand la tumeur est arrivée à ce volume qui ne permet plus de dilatation aux deux tuniques internes, alors elles se rompent, et le tissu externe forme seul désormais la tumeur. Sans cette dernière enveloppe, le sang se répandrait subitement à l'intérieur, et causerait la mort. L'examen de pareilles tumeurs offre la rupture des deux membranes internes. La surface intérieure de l'externe est rugueuse, les parties adjacentes sont plus ou moins influencées, les muscles se distendent et s'applatissent : il en est de même des nerfs. Le tissu cellulaire ajoute de nouvelles couches au kyste qu'il recouvre, de sorte que celui-ci devient plus épais à mesure qu'il vieillit. Quelquefois il survient un œdème de la partie; il peut devenir général, comme dans toutes les autres maladies organiques. Quant au sang contenu, il présente toujours des caillots plus ou moins gros et durs, suivant qu'ils sont plus anciens ou plus superficiels. Quant aux anévrysmes que l'on suppose formés par la membrane interne à travers les deux autres, ils sont chimériques.

Les phénomènes généraux varient singulièrement, suivant le siége de la maladie. Il y a toujours une tumeur, et des battements plus ou moins marqués. La tumeur disparaît ou s'accroît, suivant que l'on presse au-dessus ou au-dessous. Tantôt la douleur est vive, tantôt elle est nulle : elle peut éprouver des intermittences. L'état du pouls est un peu influencé.

La terminaison de l'anévrysme entraîne ordinairement la mort, comme toutes les autres maladies organiques, quand la situation ne permet pas l'opération. A la crosse de l'aorte, cette maladie se rencontre très fréquemment chez les vieillards qui n'en avaient présenté aucun symptôme pendant la vie : on la trouve aussi chez quelques adultes. Il est impossible de s'apercevoir du commencement de la maladie; ordinairement c'est du côté du sternum que l'anévrysme se manifeste. Il le ronge, et peu à peu vient paraître au dehors; alors il est impossible de se tromper, et la tumeur devient énorme. Sa terminaison se fait comme dans les autres parties. Rarement on observe des anévrysmes dans le reste du trajet de l'aorte pectorale: ils sont moins rares dans sa partie abdominale. Quelques auteurs ont prétendu qu'il pouvait en exister dans le tronc cœliaque; mais il paraît bien plutôt qu'ils siégent dans la portion correspondante de l'aorte ventrale. Les symptômes sont en général assez obscurs; on ne peut statuer que sur les battements et les autres signes généraux: du reste la terminaison est la même que partout ailleurs. Rarement il en survient dans les iliaques et les hypogastriques: il serait, dans tous les cas, impossible de reconnaître leur existence.

Quant aux anévrysmes des membres, ils présentent absolument la même disposition. Ils sont assez rares dans les extrémités supérieures, si ce n'est à la radiale où on les observe quelquefois. Aux extrémités inférieures ils sont beaucoup plus communs, et surtout à l'artère poplitée. Quant aux artères de la jambe, on n'en connaît pas, du moins de primitifs. La disposition anatomique de la tumeur est toujours à peu près la même ; même terminaison, à cela près que l'opération est possible, et que la guérison spontanée arrive quelquefois par le moyen des collatérales, qui, prenant plus de diamètre, opèrent une dérivation du sang, ce qui permet à la tumeur de se résoudre.

Les affections symptomatiques des artères sont inconnues, et nous ignorons le rôle qu'elles peuvent jouer dans les maladies fébriles.

CHAPITRE XIV.

MALADIES DU SYSTÈME VEINEUX.

Le système veineux se divise en deux ordres, le général et l'abdominal : leurs maladies n'ont rien de commun. Les vaisseaux qui composent le système veineux général se rendent au cœur par deux troncs principaux; leurs rameaux, qui se divisent dans toute l'économie, suivent assez constamment la distribution des artères. Le tissu lâche dont ces veines sont formées les rend très flexueuses. Leurs affections sont toutes différentes de celles des artères : leurs maladies essentielles sont peu connues.

On n'a aucun signe certain de l'*inflammation* des veines; cependant on sait que dans les varices elles peuvent quelquefois s'enflammer. Quand elles sont coupées elles se réunissent avec une grande facilité, ce qui suppose un état inflammatoire; l'hémorrhagie des artères au contraire ne s'arrête que par l'oblitération. Quant aux phénomènes que parcourt leur inflammation jusqu'à sa terminaison, nous ne savons rien de tout cela; il en est de même de leur influence dans les divers troubles de la circulation : ce qui est certain, c'est que dans les accès de fièvre où le mouvement est si augmenté dans les artères, on n'aperçoit aucun changement remarquable dans les veines.

La membrane interne de ces vaisseaux n'offre jamais d'ossification, soit dans les veines elles-mêmes, soit dans la partie correspondante du cœur.

Les veines sont très susceptibles de dilatation en raison de leur structure; le moindre effort les distend, comme on le voit dans les injections. Il faut distinguer, à cet égard, deux espèces de dilatations, les locales et celles de totalité. On voit ces dernières dans les parties extrêmement tendues, où le sang circule avec peine et séjourne. C'est ce qui s'observe dans les parties abdominales lors des ascites, dans les tumeurs cancéreuses du sein, etc., et que l'on connaissait autrefois sous le nom de *veines variqueuses*.

Dans la *varice*, il y a dilatation locale de la veine, soit dans toute sa circonférence, soit dans toutes ses portions. Les varices n'existent pas également dans toutes les parties du corps, elles sont extrêmement rares à la tête, soit à l'intérieur, soit à l'extérieur, quelquefois au cou. On peut rencontrer une légère dilatation veineuse vers le pharynx; à la poitrine on n'en voit presque jamais. Il en est de même dans les extrémités supérieures, excepté lors de la compression vers l'aisselle; alors le sang, étant gêné dans son retour, distend les vaisseaux qui le contiennent. La veine cave inférieure n'en offre presque jamais; mais on en voit souvent dans la veine spermatique qui est une de ses branches, tant à cause de sa longueur qu'à raison du peu de parties solides dont elle est entourée. Ces varices, dans la spermatique, peuvent être en dedans ou en dehors de l'abdomen. Les veines hypogastriques sont aussi très exposées à cet accident, parceque le sang y circule contre son propre poids. Il faut bien distinguer les varices d'avec les veines hémorrhoïdales.

Les membres inférieurs sont manifestement les parties les plus exposées aux varices. Ce sont surtout les veines superficielles qui les offrent, tant parceque la circulation s'y fait contre son propre poids, que parcequ'elle manque de moyens auxiliaires. La vieillesse et une disposition particulière les produisent encore. Souvent ces tumeurs compliquent les ulcères des jambes : les femmes enceintes sont sujettes aux ulcères de ces parties; il en est quelques unes qui les éprouvent à chaque époque de la grossesse.

Les varices sont extrêmement faciles à reconnaître; ce sont des tumeurs bleuâtres, molles, augmentant ou diminuant suivant que l'on comprime en haut ou en bas. Quelquefois on en trouve des chapelets sur tous les trajets des veines ; quelquefois, comme nous l'avons dit, les varices s'accompagnent d'inflammation; alors elles peuvent s'ouvrir et causer une hémorrhagie. Il faut toujours pour cela qu'il y ait changement de nature dans le tissu des veines. Ces ruptures sont assez fréquentes. L'inspection anatomique ne montre rien alors de particulier dans la structure des vaisseaux. Quant au sang que contiennent les varices, il est presque constamment liquide, et diffère en cela de celui de l'anévrysme.

Le système à sang noir abdominal est indépendant de l'autre dans ses affections comme dans ses fonctions. Stahl et ses disciples avaient extrêmement étendu le domaine de ses affections ; ils les considéraient comme la source d'une foule de maux. Nous avons peu de données sur ces affections ; la plupart des opinions de Stahl à cet égard sont hypothétiques. On ignore le mode d'inflammation et de suppuration de la veine porte, ainsi que la manière dont elle se cicatrise, puisqu'elle n'est jamais exposée aux lésions. Les varices sont assez communes dans les branches qu'elle fournit : c'est moins dans sa cavité abdominale qu'aux environs du rectum qu'on les observe. Ces tumeurs sont connues sous le nom d'*hémorrhoïdes*.

Les *hémorrhoïdes* affectent surtout le voisinage du rectum; les enfants et les vieillards y sont moins exposés que les adultes depuis vingt-cinq ans jusqu'à quarante. Elles reconnaissent une foule de causes : ainsi l'habitude du cheval, la situation sédentaire des gens de cabinet, la chute du rectum dans laquelle les veines voisines sont comprimées, les grands efforts dans la constipation, les purgatifs très violents, les diverses pressions causées par la matrice polypeuse ou dans l'état de grossesse, la vessie trop distendue, une disposition héréditaire, la constitution individuelle, etc., sont autant de causes qui peuvent produire les hémorrhoïdes. Il est un autre ordre de causes, mais qui sont bien moins certaines, ce sont celles qui viennent de l'embarras du foie. Des auteurs ont prétendu que souvent les hémorrhoïdes résultaient de cette disposition, et que réciproquement les sangsues vers l'anus dégorgeaient le foie; s'il en était ainsi, cette cause devrait agir sur tout le système de la veine porte en général, et l'on devrait trouver des varices dans l'abdomen; or c'est ce qui n'arrive jamais. D'ailleurs, en pareil cas, le sang se trouvant refoulé dans toutes les veines, l'ouverture des cadavres devrait les offrir gorgées comme le sont les veines caves dans l'embarras du poumon : on ne trouve rien de cette disposition. Il est assez probable, d'après cela, que les divers états du foie ne peuvent influer sur ceux de la veine porte.

Les hémorrhoïdes ont leur siége en dedans ou au dehors du rectum. Rarement en dedans elles se trouvent à un pouce de l'ouverture de l'anus. Elles sont toujours de même nature, quel que soit leur siége. Ces tumeurs présentent deux états bien différents : dans l'état sain elles ne semblent être que des veines variqueuses ; mais plus souvent elles sont accompagnées d'un engorgement plus ou moins grand des parties adjacentes. Le sang, après avoir rompu la varice, semble s'être formé un kyste. Les phénomènes des hémorrhoïdes sont propres ou symptomatiques. Quand elles sont intenses elles n'en produisent que peu : tantôt la tumeur est livide, bleuâtre, aux environs du rectum ; tantôt elle paraît seulement rouge, et située beaucoup plus profondément. Cette différence ne change en rien leur nature ; leur nombre et leur position sont variables ; tantôt elles sont au nombre de vingt ou trente agglomérées ver le rectum, d'autres fois elles sont plus disséminées; il y a toujours tension plus ou moins grande. Elle n'est pas dans tous les temps la même, et revient par intervalles. La douleur est en raison de la tension ; elle est quelquefois si vive que le malade ne peut la supporter : il y a en même temps un sentiment de chaleur plus ou moins grand. La difficulté de rendre les excréments est extrême, quand les hémorrhoïdes sont au dedans ; elle est moindre quand elles sont au dehors. Les excréments sont alors sanguinolents ; quelquefois le flux hémorrhoïdal est indépendant de leur passage. Il ne peut être regardé comme une hémorrhagie des membranes muqueuses ; c'est évidemment l'effet d'une rupture.

Les symptômes généraux sont presque nuls quand la maladie est peu intense ; mais, dans le cas contraire, il y a des douleurs lombaires et des vertiges, symptômes que l'on ne rencontre point dans les autres hémorrhagies : souvent il y a fièvre concomitante, et trouble de la respiration.

On ne connaît pas bien l'état de ces tumeurs sur le cadavre ; elles n'ont pas été bien examinées. Cependant il paraît certain qu'il y a deux espèces d'hémorrhoïdes : dans la première, c'est une simple dilatation des rameaux de la veine porte ; ce cas n'est pas le plus commun ; dans la seconde espèce, il paraît qu'il se fait une rupture des parois veineuses ; que le sang s'épanche et se forme de petits kystes dans le tissu cellulaire. Cela se conçoit facilement, si l'on observe que l'inflammation fait perdre aux parois veineuses leur extensibilité. Quelquefois ces tumeurs présentent de plus grandes complications ; il peut survenir une inflammation dans le tissu cellulaire voisin, des abcès, des indurations, etc. Ce sont ces indurations qui forment les squirrhosités du rectum et le rétrécissent. Une autre complication est le flux séreux, appelé *hémorrhoïdes blanches*; ce n'est, dans ce cas, qu'une sécrétion plus abondante de la membrane muqueuse du rectum.

CHAPITRE XV.

MALADIES DU SYSTÈME NERVEUX.

En anatomie comme en physiologie on connaît deux espèces bien distinctes de nerfs ; les uns viennent du cerveau, et les autres naissent des ganglions.

Les maladies des nerfs de la première espèce se divisent en celles qui appartiennent aux nerfs, et en celles qui appartiennent au cerveau. Souvent il est difficile de les isoler à cause des étroites liaisons qui existent entre ces organes.

Les affections du cerveau se divisent en symptomatiques et en essentielles : les premières sont très nombreuses.

Pour ce qui concerne les maladies essentielles, il en est beaucoup qui sont trop peu connues, telles que l'inflammation dans les plaies de tête : souvent la substance cérébrale est intéressée, sans que la mort survienne ; alors on a vu le cerveau s'enflammer et suppurer. Il est aussi susceptible d'inflammation chronique et de toute autre terminaison. Les inflammations superficielles du cerveau sont en général très rares ; souvent on les a confondues avec l'inflammation des membranes. Ce n'est pas que, pendant la maladie, il ne se manifeste des symptômes cérébraux ; mais ils sont purement symptomatiques, comme le vomissement dans la péritonite, etc. Quant aux inflammations spontanées du cerveau, elles sont peu connues.

ARTICLE I.

DE L'APOPLEXIE.

L'*apoplexie* est une maladie bien mieux connue, et qui appartient exclusivement au cerveau. Elle n'attaque jamais la jeunesse, elle sévit particulièrement sur la vieillesse où toutes les parties tendent à se paralyser. Les causes qui la produisent sont un genre de vie mou, un tempérament pléthorique, la bonne chère : on a dit aussi que ceux qui avaient le cou court y étaient plus exposés ; mais cette disposition ne semble ainsi qu'à raison de l'épaisseur des parties molles du cou. L'apoplexie semble aussi être héréditaire : tantôt elle se déclare à la suite d'une passion vive, telle que la colère, ou après un repas copieux ; par une longue contention d'esprit, par la suppression des évacuations habituelles, l'usage très fréquent des narcotiques ; souvent même elle survient d'une manière spontanée. L'état de pléthore, que l'on a si souvent regardé comme une cause prédisposante, semble être un mot vague ; en effet, il est extrêmement difficile de déterminer l'état de surabondance du sang, soit par la rougeur de la face, qui souvent se manifeste, même dans l'état de cacochymie, comme on voit dans la phthisie, soit par la grandeur et la fréquence du pouls, qui peuvent se manifester dans une infinité de circonstances commémoratives. L'asphyxie, qui lui ressemble aussi dans ses symptômes, a son siége essentiel dans le poumon. L'ivresse et le narcotisme ont aussi quelquefois du rapport avec cette affection. La catalepsie porte seulement sur les muscles de la vie animale : pendant l'accès les membres gardent l'attitude qu'on leur donne. Dans les fièvres ataxiques il y a aussi des phénomènes cérébraux, mais point de paralysie, irrégularité de chaleur et autres symptômes qui les font distinguer. L'épilepsie a encore quelque chose de semblable à l'apoplexie.

Il est essentiel de savoir s'il y a une différence réelle entre une attaque d'apoplexie et une attaque de paralysie; il paraît que non. La paralysie n'est jamais une maladie essentielle, c'est seulement un symptôme de la lésion des nerfs. L'hémiplégie est presque toujours la suite de l'apoplexie; mais il est des muscles plus ou moins susceptibles de se paralyser dans ce cas. Ce sont surtout les muscles de la face et ceux des extrémités : quant à ceux du tronc ils y sont peu exposés. Quand ces hémiplégies sont produites par le cerveau, elles arrivent de diverses manières. Quelquefois il survient auparavant un trouble des sens, un fourmillement des membres, enfin une hémiplégie complète; quelquefois elle survient tout-à-coup. Quand le malade est revenu du trouble des fonctions cérébrales, la paralysie reste : ces paralysies ne sont que des degrés d'apoplexie. Ces deux maladies disposent l'une à l'autre : on en a deux ou trois attaques, puis l'on y succombe. L'apoplexie survient souvent d'une manière subite; d'autres fois il y a des symptômes précurseurs de quelques jours, somnolence, débilité des muscles, fourmillement des membres, vertiges, etc.; bientôt arrive une attaque manifeste. Au bout de quelques jours il y a des symptômes bien caractérisés, que l'on peut diviser en communs et en propres. Quant aux signes propres, ils s'observent dans les fonctions des sens, les fonctions cérébrales et dans les mouvements. Pour ce qui concerne les sens, les yeux sont fixes, la pupille est dilatée; tous les autres sens sont abolis; cependant le tact général jouit encore d'une certaine action, et les stimulants déterminent des mouvements comme chez un homme endormi. Les fonctions intellectuelles sont absolument anéanties; les mouvements sont plus ou moins troublés. Ordinairement il y a hémiplégie, comme nous l'avons dit, rarement paralysie générale.

Quant aux symptômes généraux, on dit que le malade a une disposition plus grande à se coucher du côté affecté; quelquefois le pouls est extrêmement fort, d'autres fois l'état de fréquence n'est pas très marqué. Ordinairement il y a rougeur et même lividité de la face; quelquefois elle n'existe point, ou tient au genre de mort. La respiration, la plupart du temps, est stertoreuse; ce qui tient sans doute à la paralysie des muscles du larynx : cette disposition va toujours croissant. Quant à la digestion, souvent il survient un embarras gastrique, du vomissement; ces symptômes disparaissent vers le troisième jour; souvent il y a des déjections involontaires, ce qui est toujours un signe funeste. Les exhalations varient singulièrement; le plus souvent il y a de la sueur. Dans les sécrétions, ce sont surtout les glandes salivaires qui sont affectées; le malade rejette la salive mêlée d'air. Quant à la chaleur, on n'observe point ses irrégularités comme dans les fièvres ataxiques; souvent il y a complication d'adynamie. La durée des symptômes de l'apoplexie varie singulièrement; quelquefois ils cessent au bout de vingt-quatre heures, le plus souvent c'est au bout de trois ou quatre jours : ils se terminent ordinairement ou par la mort ou par la paralysie. Les accidents ne sont pas aussi intenses dans tous les instants. Quand le malade échappe à la mort, ordinairement il reste un trouble des fonctions cérébrales; tantôt c'est la mémoire, tantôt le jugement; quelquefois il y a une véritable manie; le plus souvent ces lésions portent sur le mouvement, et produisent la paralysie, comme nous l'avons déjà dit : cette dernière peut disparaître peu à peu. Les accès récidivent ordinairement, surtout chez les personnes replètes.

On a fait, pour l'examen de cette maladie, un grand nombre d'ouvertures cadavériques, et on a trouvé diverses altérations dans le cerveau. Il faut bien les isoler de celles qui ne sont pas relatives à cet organe, comme les ossifications des membranes et des vaisseaux. Le cerveau présente souvent des altérations, surtout dans ceux qui ont succombé à l'apoplexie; mais il est assez commun aussi de n'en rencontrer aucune. Il n'est pas un signe extérieur qui puisse permettre de prononcer d'une manière certaine qu'il y a épanchement; seulement la somnolence, la respiration stertoreuse, etc., peuvent le faire conjecturer. L'épanchement peut se faire dans diverses parties : rarement on le trouve à l'extérieur; c'est toujours dans la substance du cerveau, du cervelet, ou de la protubérance annulaire qu'on le trouve le plus communément: dans le cerveau c'est vers la couche des nerfs optiques. On dirait que sa substance est déchirée, sans qu'on aperçoive l'orifice d'aucun vaisseau, car dans cette partie il ne se répand que des capillaires. Quelquefois l'épanchement est énorme, les circonvolutions sont presque toutes effacées par la pression. Si l'on rencontre du sang dans le ventricule, ce n'est que par rupture qu'il s'y est introduit. Rarement les épanchements se font dans le cervelet, et plus rarement dans la moelle alongée. On doit observer que plus l'épanchement est près de la convexité, plus les malades résistent long-temps à cet accident. Ils peuvent quelquefois y survivre vingt ou trente jours.

L'épanchement séreux ne se fait point comme le sanguin. Il arrive toujours dans les ventricules, ou à l'extérieur du cerveau; c'est ordinairement dans la pie-mère qu'il se rencontre, et non dans l'arachnoïde, quand ils sont à la surface du cerveau; mais quand ils sont dans les ventricules, c'est toujours dans la dernière membrane. Ils sont parfois si considérables, qu'ils compriment le cerveau. C'est ordinairement une sérosité pure. L'apoplexie séreuse et la sanguine sont impossibles à distinguer dans l'état de vie, car elles sont des symptômes communs. Quelquefois on les rencontre toutes les deux à la fois. Il paraît que ce qui détermine réellement l'apoplexie est une disposition particulière du cerveau que nous ne voyons point, et à laquelle l'épanchement, tant séreux que sanguin, n'est qu'accessoire; car souvent dans ces cas on n'a rencontré aucune lésion apparente du cerveau. Cette disposition de ce dernier organe serait analogue à celle qui produit la fièvre ataxique. Il est encore bien d'autres maladies où il survient un épanchement; ce qui prouve de nouveau que ce n'est qu'un accident consécutif. On ne doit pas non plus l'attribuer, comme les anciens, à l'action du cœur, qui, par sa violence, détermine la rupture des vaisseaux encéphaliques : s'il en était ainsi, toute la face se trouverait dans le même cas.

ARTICLE II.

DES FONGUS.

Le sautres affections du cerveau sont moins connues et beaucoup plus rares : ce sont d'abord les *fongus*. Ils peuvent survenir dans le cerveau, le cervelet ou la protubérance annulaire ; on en a vu sur un homme qui se plaignait, par intervalle, d'une douleur extrême du côté droit et un peu postérieure de la tête. Il lui survint une hémiplégie du côté gauche, et on le transporta à l'Hôtel-Dieu. Le trouble des sens qu'il avait éprouvé cessa, et la paralysie subsista avec la même douleur de tête; enfin il périt leucophlegmatique. A l'ouverture, on trouva un fongus à la partie antérieure du lobe moyen. Toute la partie était désorganisée, il y avait aussi affection de la dure-mère. On a vu un fongus semblable, procurant les mêmes accidents, situé à la partie postérieure du cerveau.

On a trouvé des *ossifications* de la glande pinéale dans l'épilepsie; mais cette maladie s'offre souvent sans présenter ce phénomène.

Il est bien difficile de connaître la cause et le siége de toutes les *céphalalgies*, qui sont symptomatiques d'une foule de maladies : il est probable que la plupart du temps, elles ne siégent point dans le cerveau. Dans l'embarras gastrique, il paraît que le bandeau dont se plaint le malade siége dans la membrane muqueuse qui tapisse les sinus frontaux. Quant au siége de la *migraine*, il est impossible de le déterminer. Sur certains sujets qui se plaignaient constamment, on a trouvé des altérations organiques.

Quant aux autres affections organiques du cerveau, elles sont très peu connues; il y en a quelques unes sur lesquelles nous nous arrêterons peu, telles sont les *hydatides* qui quelquefois se montrent dans le plexus choroïde. Elles sont parfois du volume d'une tête d'épingle, d'autres fois plus grosses. On doit les ranger parmi les anomalies du cerveau. On les a trouvées sur des sujets pleins de santé. On a vu aussi la *dilatation* des veines ou des artères du cerveau, mais cela est très rare.

ARTICLE III.

DE LA FOLIE.

L'*aliénation mentale* est une maladie du cerveau qui, la plupart du temps, ne laisse point d'affections organiques. On doit diviser les aliénations en deux classes : celles de naissance, et celles qui sont accidentelles : les dernières sont les plus communes. Les altérations organiques ne se rencontrent que dans celles de naissance. En effet, il est probable que la disposition du cerveau détermine chez les enfants les modifications de leurs facultés intellectuelles. En observant les animaux, on voit qu'il y a un rapport assez exact entre leur intelligence et le volume de leur cerveau.

Chez les Crétins, où l'idiotisme est de naissance, il y a dans le crâne une conformation particulière, qui fait que la tête est aplatie transversalement et alongée supérieurement. Les vices de conformation organique se rapportent donc ou à la boîte osseuse qui l'enveloppe ou au cerveau lui-même. Souvent d'un côté il y a épaisseur plus grande des os, de l'autre il n'est pas rare de trouver disparité des hémisphères, ce qui altèrerait manifestement les fonctions de l'organe cérébral, si l'on admet qu'il agisse comme les autres organes symétriques. Toutes ces conformations diverses ne peuvent que déterminer la folie de naissance.

Ordinairement on ne trouve rien de semblable dans la folie spontanée. La manière dont survient la maladie ne laisse pas croire qu'elle puisse être l'effet d'une causé chronique; il paraît même probable qu'il n'y a pas d'affection organique dans ce cas. En effet, d'où viendraient les longs intervalles qui arrivent entre les accès. Les aliénés périssent rarement dans leur maladie, d'une manière subite; il faut ordinairement qu'il s'y joigne une autre affection. Seulement cela peut arriver dans certains accès de manie furieuse qui ressemblent à ceux des fièvres ataxiques.

L'autopsie cadavérique n'offre aucune affection ni phénomène extérieur. Quelquefois il y a un léger épanchement; mais il doit être symptomatique comme nous l'avons vu dans l'apoplexie. Les fièvres ataxiques sont très communes chez les fous. Souvent dans ce cas on trouve quelque altération, qui tient sans doute à la fièvre ataxique.

Quant aux autres maladies du cerveau, il paraît qu'elles sont absolument sans lésion extérieure, telle est l'épilepsie. Quelquefois l'on trouve un squirrhe du cerveau, ou un engorgement de la dure-mère: il en est de même de la catalepsie, du narcotisme et de l'hydrocéphale.

ARTICLE IV.

DES AFFECTIONS SYMPTOMATIQUES DU CERVEAU.

Après l'estomac, le cœur et le foie, il n'est pas d'organe plus susceptible d'affections sympathiques que le cerveau. Pour peu que la fièvre soit intense, alors il y a transport vers la tête. Cette disposition est surtout remarquable dans la fièvre ataxique, malgré que l'on la range parmi les autres fièvres essentielles. Dans un grand nombre de cas le cerveau semble être l'organe le plus particulièrement affecté. En effet, les phénomènes principaux de cette maladie sont tous cérébraux : somnolence qui précède et accompagne, délire furieux, irrégularité de chaleur, trouble dans les sensations et dans les mouvements, etc.; souvent l'état du pouls est peu lésé. Les exacerbations dans cette fièvre ne sont marquées que par l'exaltation des symptômes cérébraux, et non de ceux de la circulation. Du reste la terminaison extrêmement prompte de la maladie prouve bien la lésion essentielle d'un organe aussi intéressant : il paraîtrait donc que, dans la fièvre ataxique, le cerveau est le siége principal de la maladie.

Dans les autres maladies, il y a des symptômes cérébraux de deux espèces : le mal de tête des embarras gastriques ne paraît avoir son siége que dans les sinus frontaux, et non dans le crâne. Au contraire, dans les fièvres adynamiques ou inflammatoires, il y a souvent des symptômes réels d'ataxie. Ces troubles sympathiques du cerveau sont analogues à tous ceux qui surviennent en pareil cas dans les autres organes. Dans les phlegmasies, quand la fièvre concomitante est très forte, il y a aussi des symptômes cérébraux : on n'en observe point dans les maladies chroniques.

ARTICLE V.

DES MALADIES DES NERFS.

Malgré que les maladies des nerfs offrent un champ vaste à la pathologie, cependant elles laissent peu à dire sous le rapport de l'anatomie pathologique, puisqu'elles ne sont marquées par aucune lésion organique.

Les auteurs ont compris sous le nom d'*affections nerveuses*, beaucoup de maladies qui ne sont point de ce genre, comme la catalepsie, le narcotisme, etc., qui portent surtout sur le cerveau. Les nerfs, dans l'état ordinaire, ne sont point le siége d'affections connues, cependant il est possible qu'elles existent chez eux; mais nous ignorons ces modifications. Quant à *l'inflammation* qui survient à la suite de leur section, on ne peut douter maintenant qu'elle n'existe, puisqu'il est évident que les nerfs se cicatrisent, soit par la réunion immédiate des deux extrémités, soit par une espèce de substance qui semble intermédiaire et analogue au cal qui survient dans les fractures. Quant à *l'induration* des nerfs dont on a tant parlé, on ne la connaît point. Desault a vu dans un panaris une dégénérescence du nerf du doigt affecté.

Les nerfs sont essentiellement le siége de certaines douleurs plus ou moins vives, que les auteurs ont étudié; tels sont le tic douloureux de la face, la sciatique. Chaussier, en les envisageant d'une manière générale, les a présentées sous un rapport très avantageux, il les a nommées *névralgies;* elles se manifestent dans diverses parties et à différents âges, surtout dans l'enfance et l'âge adulte, et rarement dans la vieillesse. Ces affections sont caractérisées par divers phénomènes; c'est une douleur extrêmement vive, qui se fait ressentir dans tout le trajet du nerf de la partie; elle ressemble parfaitement à celle qui résulte d'une branche nerveuse pressée : c'est un picotement très désagréable. Un caractère qui la distingue du rhumatisme, c'est qu'elle ne présente point sa mobilité; elle peut bien s'étendre comme nous l'avons dit, mais elle ne change point de place. En outre, elle n'entraîne pas de gonflement, malgré les douleurs excessives qui quelquefois nécessitent la section. Le soulagement que celle-ci produit n'est que momentané et le nerf se cicatrisant reproduit bientôt l'affection. Les douleurs nerveuses reviennent par accès; ordinairement le malade y reste sujet pendant le reste de sa vie. Souvent les causes sont les passions hystériques, chez les femmes dont le système nerveux est très sensible, l'exposition à l'air froid, le séjour dans un lieu humide, etc. Leur siége peut être dans toutes les parties, surtout à la tête, et particulièrement à la face. On en voit peu au cou; souvent il en survient vers le bassin, les douleurs se prolongent alors dans le nerf sciatique, et suivent ses branches. Ces sortes de douleurs entraînent quelquefois la paralysie de la partie qui en est affectée. Le mouvement se recouvre quand l'accès est passé.

L'inspection anatomique des nerfs n'apprend rien sur la nature des névralgies. Cotugno croyait que ces douleurs venaient de l'engorgement du névrilemme.

Une autre affection des nerfs sont les *convulsions*, qu'il faut bien distinguer de celles qui viennent du cerveau, quoique les symptômes soient les mêmes. On les reconnaît parceque l'affection est locale dans un cas, et générale dans l'autre. Par exemple, que l'on compare l'épilepsie à la danse de St-Weit. D'ailleurs, la convulsion nerveuse est continue, tandis que celle du cerveau est intermittente.

Les convulsions nerveuses se manifestent de diverses manières ; tantôt elles ne surviennent que quand le malade veut remuer les membres affectés, d'autres fois elles sont continuelles. Il est des individus où l'on observe un mouvement convulsif des commissures chaque fois qu'ils veulent parler. Quelquefois les muscles du cou sont pris d'un mouvement continuel, qui alors tient plutôt à la faiblesse qu'à la convulsion. Souvent il y a aussi lésion dans les nerfs du sentiment, dans ceux, par exemple, qui se rendent à l'oreille, à l'œil.

La paralysie peut encore se manifester localement, et alors elle est absolument étrangère au cerveau. Cette paralysie peut porter sur les nerfs du mouvement comme sur ceux des sens, ainsi qu'on le voit pour la goutte sereine, et la perte du mouvement d'un membre isolé. On n'a du reste aucune autre notion sur les maladies nerveuses.

CHAPITRE XVI.

MALADIES DU SYSTÈME ABSORBANT.

Le système absorbant se compose des glandes lymphatiques et des vaisseaux du même nom. Nous en considèrerons successivement les maladies dans ces deux divisions; celles des glandes sont bien plus connues que celles des vaisseaux.

ARTICLE I.

MALADIES DES GLANDES LYMPHATIQUES.

Les affections des glandes lymphatiques, qui attaquent leur tissu, sont très communes; mais cette fréquence suit la proportion inverse de l'âge: elles sont très communes chez les enfants et très rares chez les vieillards, ce qui tient sans doute au plus grand développement qu'elles ont dans le premier âge, et qu'elles perdent dans un âge avancé. Les maladies des glandes lymphatiques sont essentielles ou symptomatiques.

Les maladies essentielles sont d'abord l'*inflammation*, qui se termine souvent par induration.

Tantôt cette inflammation vient spontanément, tantôt elle vient d'une cause extérieure. D'autres fois c'est une blessure éloignée qui la détermine, sans que néanmoins il y ait absorption d'aucun virus. Elle survient bien plus souvent encore quand l'instrument est infecté de quelque virus morbifique. D'autres fois c'est le vice vénérien qui cause le gonflement et l'inflammation; alors, tantôt les vaisseaux absorbants se gonflent avec la glande et forment une traînée douloureuse, d'autres fois c'est la glande seule.

Quelquefois ces engorgements légers méritent à peine le nom d'inflammation : le léger gonflement, la douleur peu vive, se dissipent bientôt; mais souvent il paraît un gonflement qui est double ou triple de volume. Il y a toujours plus ou moins de dureté; la peau subjacente n'éprouve rien dans les premiers jours; la douleur n'est point aussi vive que dans le phlegmon, et les périodes inflammatoires s'y parcourent beaucoup plus lentement. Quand la suppuration se montre, ce n'est qu'au bout de douze ou quinze jours que la fluctuation se fait sentir. Quant à l'état anatomique, on ne le connaît pas bien, car rarement les malades meurent dans ces circonstances; cependant on sait qu'alors il n'existe aucune désorganisation de la glande, qui est seulement augmentée de volume. Les inflammations aiguës ont de préférence leur siége, soit à celles de l'aine, soit à celles de l'aisselle. Nous ignorons absolument l'inflammation des glandes internes.

La terminaison de ces inflammations peut se faire par suppuration. Elle arrive plus tard, comme nous l'avons déjà dit, que dans le phlegmon; aussi les anciens avaient-ils conseillé d'ouvrir les dépôts, non avec le fer, mais avec le caustique. A l'ouverture, on trouve le foyer au milieu de la glande. Après une suppuration plus ou moins longue, la plaie se referme.

Une autre terminaison très fréquente de l'inflammation des glandes est l'*induration* ; ainsi, à la suite du vice vénérien, l'inflammation d'un bubon ayant parcouru ses périodes, se termine par une tumeur dure et plus ou moins grosse. Cet état d'induration est si commun dans l'inflammation des glandes, que même dans la suppuration il y a une dureté circonvoisine; mais elle ne prédispose nullement à l'affection cancéreuse. Elle dure cinq à six mois, et peu à peu elle disparaît. L'aspect anatomique ne présente aucune désorganisation des glandes engorgées. Le caractère de lenteur se manifeste dans toute sorte d'inflammation des glandes; ainsi dans les *scrofules* qui attaquent particulièrement les glandes du tronc, en général, les périodes sont excessivement longues. Nous ne connaissons nullement la nature du vice scrofuleux : les causes mêmes nous en sont en partie cachées. On peut diviser les scrofules suivant les parties qu'elles affectent. C'est, ou à l'abdomen, ou à la poitrine, ou au cou, ce qui forme la plupart du temps des maladies isolées.

Le *carreau* est l'engorgement des glandes du bas-ventre. Il survient ordinairement chez les enfants, depuis la deuxième année jusqu'à la huitième. Il se déclare d'abord par des douleurs, des troubles de digestion, souvent un dévoiement habituel. Le ventre est tendu; il y a souvent des vomissements. Ces phénomènes gastriques n'indiquent rien pour la maladie; mais il s'y joint une disposition générale; il y a finesse de la peau, flaccidité, bouffissure, coloration des membranes muqueuses, pouls petit, souvent difficulté de respirer, urine lactescente, dans le premier et le deuxième période de la maladie; du reste, débilité, faiblesse des mouvements, peu de développement des facultés intellectuelles. Bientôt il se montre des phénomènes tranchés; l'abdomen devient tendu, ce qui tient au gonflement des glandes et aux gaz. Quand ces gaz n'existent point, on sent les glandes gonflées, mais c'est là le cas le plus rare. Quelquefois il y a appétit vorace, d'autres fois anorexie, douleur de ventre, complication de vers. Les symptômes généraux sont le trouble de la respiration, qui tient sans doute à l'engorgement consécutif des glandes thorachiques; le marasme, que quelques auteurs ont donné comme signe caractéristique. On croirait d'abord que cela tient à la non-absorption du chyle à raison de l'engorgement des glandes; mais ce n'est que vers le dernier temps que cette fonction est absolument empêchée, ce qui ne doit point surprendre quand on voit le poumon, vers les derniers temps de la phthisie, remplir également ses fonctions. Enfin, les forces diminuent, la tuméfaction du ventre est énorme, la douleur est excessive, et se déplace avec le mésentère, suivant les mouvements du malade; le dévoiement est habituel; il y a faiblesse et concentration du pouls. Vers la fin survient l'hydropisie ascite, ou l'infiltration des membres inférieurs. Il n'est pas de maladie qui réduise les enfants à un marasme plus affreux.

Il est peu d'affections mieux connues par les ouvertures de cadavres que celle-ci. L'état dans lequel on trouve ordinairement les glandes peut se rapporter à quatre degrés : 1° simple gonflement de la glande; 2° conversion d'une partie de cette glande en substance stéatomateuse; 3° état stéatomateux complet; 4° dans le dernier période, les glandes tombent en suppuration et fournissent un fluide sanieux. Les glandes du voisinage sont aussi engorgées; celles de la poitrine peuvent également s'engorger comme celles de l'abdomen, et former une maladie absolument analogue au carreau. Cependant la plupart des auteurs n'ont parlé de cet engorgement que comme compliquant cette dernière maladie. Il est certain qu'il est quelquefois essentiel, ce qui constitue une phthisie qui n'a point été décrite, et dont voici un exemple :

Un enfant vint à l'Hôtel-Dieu avec une petite toux, difficulté de respirer. Il n'existait ni vice scrofuleux ni vice vénérien précédent. Les symptômes étaient plus intenses le soir, toux sèche. Il survenait des étouffements tous les deux ou trois jours, qui se renouvelaient chaque fois que le malade faisait quelques mouvements ou mangeait trop ; la poitrine était douloureuse, la respiration gênée. Une seule circonstance pouvait indiquer la maladie, c'était l'engorgement des glandes du cou. Le pouls était faible, concentré. Ces symptômes dénotaient évidemment une phthisie, que l'on traita par des pectoraux et des adoucissants. Quelque temps après, les symptômes étaient plus intenses, l'expectoration était muqueuse et non purulente, la douleur de poitrine nulle; la pression s'étendait sourdement à toute la cavité; la compression de la région épigastrique produisait une suffocation. Dévoiement, chaleur habituelle des mains et des pieds, urines rares, figure complètement décomposée. Le sujet périt dans un marasme effrayant. A l'ouverture du cadavre, on trouva le siége de la maladie dans les glandes du poumon, qui étaient toutes stéatomateuses et très grosses. Beaucoup d'enfants présentent la même disposition que celui-ci, et leur phthisie peut alors facilement se classer dans les maladies du système lymphatique.

Les *écrouelles* sont les affections des glandes du cou : elles sont assez fréquentes, et diffèrent du carreau en ce qu'elles sont encore plus lentes et jamais mortelles ; car, ou elles viennent à suppuration, ou leur gonflement se termine par résolution. Le peu d'accidents qu'elles causent ne tient point à la nature de la maladie, puisqu'elle est la même, mais au voisinage d'organes qu'elles ne peuvent altérer : ce qui le prouve, c'est l'inspection anatomique. Cette affection peut tenir à un vice général, ou n'être purement que locale.

Quand le vice est local, il se montre dans les diverses parties du cou, et surtout aux glandes sublinguales, sans que cependant les glandes salivaires en soient nullement affectées. Il peut se former une traînée de glandes engorgées dans toute la longueur du cou, sur le trajet des vaisseaux ; quelquefois on les trouve à l'occiput. D'abord, c'est un engorgement indolent, une tumeur dure, squirrheuse ; la peau se soulève. Ces duretés restent plus ou moins long-temps stationnaires, quelquefois deux ou trois ans, et sans qu'aucune fonction ne s'en trouve altérée. Quelquefois il y a résolution. Vers la fin, il survient une couleur violette de la peau et une fluctuation manifeste au-dessous. Elles s'ouvrent spontanément, et il s'en écoule un fluide lactescent, chargé de flocons blanchâtres. Quelquefois cette fluctuation disparaît par la résorption du fluide. Quand l'abcès s'ouvre au dehors, il reste long-temps fistuleux et la cicatrice ne s'obtient entièrement qu'au moyen de l'adhérence qui se forme entre la peau et les glandes, ce qui la rend enfoncée et difforme. L'autopsie cadavérique de ces glandes peut présenter, comme les autres parties, quatre états différents.

Les affections des glandes lymphatiques peuvent donc dépendre ou d'un vice général ou d'un vice local. Quand l'affection est générale, elle ne se borne point aux glandes, mais elle agit sur tous les systèmes, à la manière des autres vices généraux, tel que le vénérien, etc.

Les ossifications de ces glandes ne sont point un phénomène rare, surtout dans la poitrine, où on en trouve assez souvent dans les ouvertures. Rarement le cancer affecte primitivement les glandes lymphatiques, et elles ne s'engorgent dans cette maladie que consécutivement.

Les affections symptomatiques y sont extrêmement communes, et surviennent à l'occasion des organes voisins. Elles s'affectent aussi dans les maladies générales. Les bubons sont souvent un signe dans les maladies pestilentielles. Dans les phlegmasies locales des membres, comme dans le panaris, il arrive assez souvent que les glandes de l'aisselle se gonflent. Quand il y a un vésicatoire aux jambes, celles de l'aine peuvent aussi se gonfler.

Ainsi le gonflement des glandes lymphatiques peut venir par l'absorption d'un virus, par sympathie, etc.

ARTICLE II.

MALADIES DES VAISSEAUX ABSORBANTS.

Malgré que l'on connaisse bien la disposition des vaisseaux absorbants, cependant on ignore encore leurs maladies. Il est certain que ce sont eux qui résorbent les divers virus; mais ce ne sont pas là, à proprement parler, des maladies, parceque ces virus n'agissent pas plus sur eux que sur les autres organes.

Les affections réelles de ces vaisseaux sont d'abord l'*inflammation*, qui peut survenir de deux manières: tantôt ils s'enflamment avec la glande, ce qui forme une traînée, et c'est le mode le plus commun d'inflammation; d'autres fois ces vaisseaux s'engorgent seuls, et Mascagni en cite quelques exemples. Quand on s'est coupé avec un instrument imprégné de virus, les glandes du bras et les vaisseaux qui ont absorbé ce virus s'engorgent. Il paraît alors que l'inflammation se propage : le virus est absorbé. Du reste, nous ne connaissons point encore bien cette inflammation, nous savons seulement qu'elle se termine plus tôt que celle des glandes. Ce n'est guère qu'aux membres inférieurs que l'on a observé l'inflammation des absorbants. Nous n'avons du reste aucune connaissance sur leur induration ni leur gangrène.

La *dilatation* variqueuse des absorbants est rare. Dans le foie, l'on en trouve bien quelquefois, mais il est douteux que cela tienne à un état pathologique. Quant aux hydatides, il est peu probable qu'elles viennent d'une maladie des absorbants. Il est une espèce de dilatation assez fréquente des lymphatiques, c'est celle de totalité dans un membre. Quelquefois des rameaux égalent en grosseur le canal thorachique. Ces dilatations, qui produisent dans certains cas les infiltrations, surviennent à l'occasion de compression et d'obstruction.

On a grandement discuté sur les cas où les hydropisies étaient produites par le défaut des absorbants, ou quand elles venaient des exhalants. Il est certains cas où il est difficile de prononcer; néanmoins, dans les compressions, dans les stations longues, quand l'hydropisie survient, c'est sans doute par le défaut des absorbants. D'autres fois, les absorbants semblent accroître leur action. Quand on ne soupçonne point de position désavantageuse soutenue, il est probable qu'alors c'est par l'exhalation passive que se fait l'hydropisie.

CHAPITRE XVII.

MALADIES DU SYSTEME FIBREUX.

Ces maladies sont encore extrêmement obscures, soit dans le diagnostic, soit dans le pronostic. Les affections essentielles de ce tissu sont bien peu connues. Il paraît que le rhumatisme n'est, la plupart du temps, que l'inflammation de ce système. On ne connaît point ses terminaisons, telles que l'induration, la suppuration, etc. D'ailleurs toutes les parties qui composent le système fibreux ne se ressemblent pas exactement, ainsi il est nécessaire de les examiner en détail.

ARTICLE I.

MALADIES DE LA DURE-MÈRE.

La dure-mère est une membrane fibreuse qui recouvre le cerveau et s'enfonce dans le canal vertébral. Malgré qu'on croie le contraire, cette membrane est peu exposée à l'*inflammation;* elle lui vient, la plupart du temps, de l'arachnoïde qui est au-dessous, car on ne voit ordinairement que la surface interne qui soit affectée. Cependant quand elle est coupée, elle se cicatrise, ce qui nécessite une légère inflammation dans son tissu.

La dure-mère offre des *ossifications* et des fongus. La première disposition n'est point rare: tous les auteurs en ont parlé. Ces ossifications ressemblent exactement à celle des artères elles ont leur siége à la surface interne de la membrane; elles viennent dans tous les points, et sont plus ou moins considérables.

Les *fongus* de la dure-mère sont aussi très fréquents, ils naissent sans qu'on connaisse leur principe. Ils se montrent différemment. Tantôt ils siégent à la convexité de la dure-mère. Ils peuvent être nombreux : lorsqu'il n'y en a qu'un, il fait de plus rapides progrès. Les battements continuels que lui imprime le cerveau font qu'il use les os du crâne et paraît à la fin sous le péricrâne. D'autres fois ces fongus viennent à la base du crâne, y produisent et développent des accidents très fâcheux, tels que l'expulsion de l'œil hors de l'orbite; d'autres fois ils refoulent le cerveau en haut, et en sont plus dangereux.

Il faut bien distinguer ces fongus d'avec les bourgeons que fournit la dure-mère dans la cicatrice de l'opération du trépan. C'est alors un phénomène très naturel, et qui coïncide avec ceux des os et de la peau voisine, qui par leur contact forment une cicatrice commune.

ARTICLE II.

MALADIES DU PÉRIOSTE.

Le périoste est la seconde membrane fibreuse; elle consiste en des filaments entrecroisés sur les os, et qui leur forment une enveloppe. Le périoste se prolonge jusque sur les cartilages, où il prend le nom de périchondre.

Les affections essentielles sont d'abord l'*inflammation*, et nous avons dit qu'on les connaissait peu dans le système fibreux en général; cependant quelquefois le périoste semble en être affecté réellement. Ainsi par une chute, un coup violent sur un os placé près de l'extérieur, il survient une tumeur dure dont le siége est dans la membrane qui le recouvre. Souvent aussi le périoste peut former une tumeur indolente et sans inflammation. La plupart des chirurgiens ont été embarrassés pour la distinguer de l'exostose; mais celle-ci, la plupart du temps, se forme d'une manière lente et chronique. Au contraire, les périodes de la périostose sont plus rapprochés: en huit ou dix jours la tumeur a déjà acquis un volume considérable. La dureté indique aussi une différence, car elle est beaucoup plus grande dans la tumeur de l'os que dans celle du périoste. La plupart du temps ces maladies ne se séparent point, et quand l'exostose se montre, le périoste se gonfle aussi, et réciproquement. Les périostoses affectent ordinairement les os superficiels, et elles ont deux manières de se terminer. Après avoir été stationnaires, elles deviennent douloureuses; la peau devient rouge, s'ulcère et laisse écouler un pus de mauvaise nature, surtout quand le vice est vénérien. Bientôt la maladie finit par être une exostose, par l'ossification du périoste. Enfin, la périostose peut se terminer par résolution.

Une autre affection assez fréquente, c'est l'*ossification* du périoste. Dans l'état naturel, on ne doute pas que quelquefois la lame interne de cette membrane ne s'ossifie, malgré que ce ne soit point ainsi que se nourrissent les os. Dans la nécrose, le périoste n'est affecté que consécutivement, et quand cette nécrose affecte la partie moyenne de l'os; alors il se forme un séquestre de la partie morte, le périoste subjacent s'enflamme, devient d'abord cartilagineux puis osseux. Cela n'arrive guère que dans la partie moyenne des os longs, où cette nécrose est le plus commune. L'aspect anatomique, dans ce cas, offre le périoste ossifié, formant une espèce de poche qui contient le séquestre libre dans son intérieur : la tumeur est rugueuse à l'extérieur. L'interne est rougeâtre, quelquefois présentant des bourgeons charnus. Les parois sont ordinairement percées de petites cavités. La différence de cette tumeur avec le spina-ventosa, c'est d'abord la situation, puis la continuité de la tumeur avec l'os sain dans le spina-ventosa.

Quant aux autres affections du périoste, on connaît assez bien ses maladies par contiguité, comme dans la carie, la nécrose superficielle, dans le spina-ventosa, l'ostéo-sarcôme : dans tous ces cas il participe à la disposition de l'os malade.

Quant à ses affections symptomatiques, nous les ignorons absolument; il ne paraît pas que les douleurs vénériennes y aient leur siége, ainsi que les autres douleurs, telles que le rhumatisme ou les lassitudes spontanées.

ARTICLE III.

MALADIES DES APONÉVROSES.

On ignore absolument les affections des aponévroses. Quelquefois elles exercent une compression sur des dépôts, où elles produisent beaucoup de douleur; alors on les débride. Quant à leurs maladies spontanées, on ne les connaît point.

ARTICLE IV.

MALADIES DES LIGAMENTS.

Les ligaments, qui font aussi partie du système fibreux, sont un peu mieux connus; quoique nous n'ayons pas vu leur état inflammatoire, cependant nous savons qu'il existe dans la douleur des articulations, et surtout de l'entorse. En effet, eux seuls dans ce cas sont tiraillés. Quand leur contusion a été considérable, la partie qui entoure l'articulation se gonfle comme dans le rhumatisme goutteux; si elle est plus intense encore, il y a de la fièvre; cela peut même aller jusqu'au tétanos. L'état de la partie nous est peu connu, excepté dans les derniers temps de la maladie, qui se termine par une tumeur blanche.

ARTICLE V.

MALADIES DES TENDONS.

Les tendons sont rarement affectés de maladie; leur inflammation est très peu connue; celle qui survient spontanément est absolument ignorée: on ne l'observe que par contiguité, comme dans le panaris. Le rhumatisme n'affecte point les tendons, puisque, dans le mouvement des articulations, ce ne sont pas eux qui sont sensibles, mais bien les ligaments. L'inflammation consécutive des tendons arrive dans la plupart des plaies externes où ceux-ci sont coupés. Les anciens attribuaient de grands accidents à leur section; mais c'est plutôt à celle des nerfs qu'il faut les rapporter. Quand les tendons ont été divisés, ils se rapprochent quelquefois et se cicatrisent, ce qui suppose une inflammation réelle; mais elle est toujours très tardive, et cette réunion ne s'opère qu'après celle de toutes les autres parties. Quand ils sont exposés au contact de l'air, ils se mortifient et s'exfolient à la manière des os, ce qui prouve leur peu d'énergie vitale; il y a des recherches à faire sur leur mode de réunion. Cette dernière est plus facile dans la rupture que dans la coupure, comme on le voit pour la rupture du tendon d'Achille et de celui de la rotule.

CHAPITRE XVIII.

MALADIES DU SYSTÈME SYNOVIAL.

Les affections de ce système peuvent être considérées sous deux rapports : dans les synoviales des tendons, ou dans celles des articulations. D'abord dans les synoviales des tendons on rencontre l'inflammation, l'hydropisie et la sécheresse.

On observe l'*inflammation* dans les gaînes des ligaments du carpe et des doigts, etc., etc. Il y a un panaris qui gît évidemment dans la gaîne des fléchisseurs de la main, et y produit de grands ravages ; le doigt se gonfle sans rougeur, mais avec une douleur vive qui répond à la face palmaire du doigt. Bientôt du pus s'amasse et se trouve comprimé entre les os et la synoviale. Il paraît que c'est à cette cause qu'il faut rapporter la plupart des accidents de ce panaris. On trouve, à l'ouverture, toute la surface de la capsule rouge et remplie par un pus ichoreux et sanieux. Quand la maladie est plus prolongée, l'os s'affecte de carie, l'articulation voisine s'entreprend ; alors souvent la perte du doigt s'ensuit, ce qui avait fait croire à quelques praticiens que ce panaris était une maladie particulière ; mais c'est une simple inflammation. Le pus semble un peu différer dans ce cas ; il est toujours sanieux, grisâtre. Cette inflammation peut encore survenir dans d'autres capsules que dans celles des doigts : quelquefois on la voit aux ligaments du tarse ou du carpe, surtout quand le panaris n'a pas été ouvert et que le pus a fusé.

Les synoviales des tendons peuvent aussi être le siége d'*hydropisie* ; elle se montre plus particulièrement dans celles qui ne sont point recouvertes de gaînes fibreuses : elle peut survenir à la suite de la goutte, d'une contusion. On en trouve sur le col du pied, sur la gaîne des extenseurs, sur la capsule du tendon inférieur de la rotule. Il est probable que ces amas de synovie ne sont que des affections par contiguité. Il paraît que dans le rhumatisme les ligaments étant affectés, la synoviale subjacente exhale davantage : la liqueur qui sort dans ce cas est gélatineuse et rougeâtre. On croyait jadis que les ganglions siégeaient aussi dans les gaînes tendineuses, qui du reste quelquefois présentent de la mollesse, sont alongées, et disparaissent par une compression un peu forte. Il est de ces tumeurs fluctuantes qui affectent une forme ronde, ne disparaissent point par la pression, et siégent évidemment dans le tissu cellulaire subjacent à la capsule.

L'*absence de synovie*, dans les synoviales tendineuses, peut venir ou d'un panaris ou d'un exercice trop long des tendons qui y glissent; alors il en résulte un craquement particulier et une légère douleur.

Les synoviales des articulations sont aussi exposées à beaucoup de maladies: chaque fois qu'il y survient de l'inflammation, elle est accompagnée de douleur très vive, de gonflement très sensible au toucher, de manière à ce que le sujet souffre à peine le poids des couvertures. Quand la maladie est très intense, il s'y joint des symptômes généraux. L'inflammation peut siéger dans toutes les articulations, mais particulièrement au genou, où l'on observe en général toutes les maladies des articulations. Elle se termine par résolution quand elle est légère; d'autres fois par suppuration, ce qui s'annonce par des douleurs terribles et qui peuvent aller jusqu'aux symptômes d'ataxie. On fait cesser ces accidents en donnant issue au pus; s'il séjourne pendant un certain temps, l'os se carie. A l'ouverture des dépôts, on trouve la membrane synoviale très rouge à sa surface interne. Il paraît que le pus y produit des ravages beaucoup plus prompts que sur les autres membranes séreuses. Un épanchement séro-purulent peut encore permettre de vivre long-temps. La gangrène et l'induration sont absolument inconnues dans le système synovial. Une terminaison bien fréquente, c'est l'inflammation chronique : on ne peut douter qu'elle n'ait aussi lieu dans les articulations ; il y a alors rémission des symptômes, et la douleur, d'aiguë qu'elle était, devient sourde.

Les membranes synoviales se déchirent dans certaines luxations; alors la synovie s'échappe; mais quand la luxation est réduite, la cicatrice se fait.

L'*hydropisie* des articulations est une maladie plus rare que les anciens auteurs ne semblaient l'indiquer. Ordinairement on l'observe au genou. Elle peut provenir de diverses causes : d'abord, de l'inflammation chronique de la synoviale, d'un corps étranger qui se développe; d'autres fois elle survient spontanément; ou enfin par l'affection des parties voisines, comme dans le rhumatisme.

D'après cela on doit regarder cette maladie comme étant ordinairement le produit d'une autre maladie, et ne point adopter de traitement commun à tous les cas. Elle se manifeste par la fluctuation et par une dilatation plus ou moins grande, suivant que la membrane fibreuse est plus ou moins épaisse.

Des *corps étrangers* se rencontrent assez souvent dans certaines articulations, surtout celle du genou. Ils présentent une structure, un volume, une forme variables : tantôt ils sont osseux, tantôt cartilagineux; en plus ou moins grand nombre;

incommodes suivant l'endroit où ils sont placés. Quand ils sont isolés, il est probable que néanmoins ils ont tenu à la membrane synoviale, car leur formation sans cela ne pourrait se concevoir.

Les articulations sont encore sujettes à l'ankylose, qui n'est aussi que l'effet d'une maladie primitive. Elle peut être vraie ou fausse ; c'est-à-dire qu'il peut y avoir soudure des extrémités auparavant contiguës, ou simplement impossibilité de mouvement, par affection du tissu cellulaire, des ligaments ou des muscles voisins.

CHAPITRE XIX.

MALADIES DU SYSTÈME CARTILAGINEUX.

Les cartilages forment un système répandu dans presque toutes nos parties. Ils diffèrent suivant les endroits où on les rencontre ; ainsi ceux des articulations sont différents de ceux des côtes, du larynx, etc.; ce qui doit leur faire supposer des affections différentes. Tous les cartilages en général sont remarquables par l'obscurité de leurs propriétés vitales. Nous connaissons peu l'inflammation des cartilages articulaires ; et, de toutes leurs maladies, ce n'est guère que leur gonflement dans la luxation spontanée qu'on a pu observer. Cette maladie survient ordinairement à la hanche, quoiqu'elle ne soit point exclusive à cette articulation. La luxation n'est point alors la maladie essentielle, maisle produit de la maladie du cartilage. Petit croyait qu'on devait l'attribuer à l'épaississement de la synovie, mais les ouvertures cadavériques ont rectifié cette erreur. Desault a vu que, dans les premiers temps, la cavité est déjà presque toute oblitérée par la substance cartilagineuse qui s'est gonflée, tandis que les parties adjacentes sont très saines. Dans un degré plus avancé, il se forme une cavité artificielle pour la tête de l'os déplacé : la cavité cotyloïde est alors tapissée par une substance qui s'est ossifiée.

Le vice scrofuleux, les chutes, sont ordinairement les causes prédisposantes de cette maladie. D'abord il y a douleur de l'articulation, tantôt vive, tantôt sourde, difficulté dans la progression, et surtout dans l'exécution de certains mouvements à une époque plus ou moins éloignée du commencement de la maladie ; quelquefois dans vingt-quatre heures la tête du fémur sort subitement de sa cavité ; d'autres fois cette sortie est beaucoup plus lente. Après la luxation, il y a alongement ou raccourcissement de la cuisse, suivant que la tête se porte en bas ou en haut de l'articulation. Le premier cas se rencontre le plus souvent, et le second ne s'observe que quand il y a carie à la partie inférieure de la cavité cotyloïde. On n'a pas souvent observé de semblable maladie dans les autres articulations.

Il est probable que, dans plusieurs cas, les tumeurs des articulations connues sous le nom de *tumeurs blanches* siégent aussi dans les cartilages. Il est difficile de déterminer quand cela a lieu ; car elles peuvent tenir à une foule de causes, ce qui nécessiterait un traitement particulier pour chacune d'elles. Il est certains cas où l'on connaît quelles sont les parties primitivement affectées : par exemple, dans *l'entorse*, il est manifeste que ce sont les ligaments. Quelquefois la maladie commence par le tissu cellulaire, mais rarement. Dans cette première époque, si le malade vient à mourir, on ne trouve qu'un système affecté, le reste de l'articulation est intact ; la douleur n'entraîne point encore l'immobilité. Quelquefois le siége primitif des tumeurs blanches est dans l'os. Alors, tantôt il est gonflé, tantôt il est dans l'état naturel. Quand le mal réside dans le cartilage, il peut se manifester par les mêmes phénomènes que dans l'articulation de la hanche. Quel que soit le siége primitif, bientôt la maladie gagne par contiguité, et le désordre s'étend à toute l'articulation. Une cause assez ordinaire de cette maladie est la suppression de la sécrétion du lait. Le rhumatisme goutteux, la goutte même, peuvent aussi être rangés parmi ses causes.

Quant aux autres cartilages, leur structure les expose à des maladies bien différentes de ceux des articulations. Ils sont très sujets à l'ossification et à la carie, comme on le voit dans le larynx.

Quant aux substances cartilagineuses, telles que celles des oreilles, de la trachée-artère, leurs maladies sont extrêmement obscures.

CHAPITRE XX.

MALADIES DU SYSTÈME MÉDULLAIRE.

Les maladies du système médullaire sont moins connues qu'elles ne sont fréquentes. On ne peut douter que, dans certains cas, la substance médullaire ne s'enflamme, comme dans les douleurs vives et spontanées qui se manifestent au milieu des os. Il en résulte souvent de la suppuration, puis la carie des parties adjacentes. J.-L. Petit rapporte un exemple de ce cas. Il est certaines caries où il est probable que le système médullaire est essentiellement affecté : il est difficile de les reconnaître.

Tous les auteurs qui ont parlé du *spina-ventosa* l'ont considéré comme une maladie de la moelle. En effet, si on compare les douleurs de cette maladie avec la sensibilité de l'organe médullaire, on verra la raison de cette probabilité.

Le spina-ventosa consiste en une tumeur considérable provenant du développement de l'os et de l'accroissement de ses bourgeons charnus. Cette maladie diffère essentiellement, suivant qu'elle est à l'extrémité ou à la partie moyenne des os. Il y a une différence totale dans ces deux circonstances. On n'observe point cette maladie dans les os courts ni dans les os plats.

Quand le spina-ventosa est au milieu d'un os long, on ressent d'abord de la douleur à la partie, sans augmentation par la pression. Il y a deux périodes bien marqués; le premier est marqué par cette douleur spontanée, qui est quelquefois rémittente et subsiste sans aucune apparence externe de maladie; au second période, l'os, qui était intact, commence à se gonfler. A l'extérieur, on sent une tumeur dure; la douleur vive va toujours croissant; les parties molles s'enflamment, se durcissent; bientôt il survient une fistule, d'où s'écoule un ichor fétide, jusqu'à la fin de la maladie, qui entraîne la mort, ou nécessite l'amputation.

Sous le rapport de l'état des parties, on considère alors trois choses: d'abord la substance médullaire, que l'on trouve convertie en un fongus parsemé de vaisseaux qui saignent facilement, comme Desault l'a vu; quant à l'os, si on le fait bouillir et qu'on le mette à nu, il offre une cavité produite par le bouleversement des lames. Les deux surfaces, l'externe et l'interne, sont rugueuses; les parois sont percées de divers trous qui correspondent aux fistules; la substance osseuse ne s'offre plus sous la forme linéaire. Quant aux parties sous-jacentes, on voit qu'elles sont converties en une substance lardacée, sillonnée de diverses fistules.

Le spina-ventosa, à l'extrémité des os, est tout différent dans l'inspection cadavérique, quoique les symptômes en soient les mêmes. Il y a aussi à l'invasion une douleur permanente ou rémittente. On observe aussi une tumeur, des fistules. Le pronostic est le même, mais l'autopsie cadavérique montre l'os distendu dans tous les sens; son intérieur est plein de filaments et de carnosités. La seule ressource est l'amputation.

CHAPITRE XXI.

MALADIES DU SYSTÈME OSSEUX.

Les affections du système osseux sont très nombreuses ; elles sont analogues à celles des autres parties, et le degré de vitalité est la seule cause qui les fasse différer dans ce système.

L'*inflammation* survient dans les os d'une manière incontestable. On l'observe d'abord dans les fractures pour la formation du cal, qui est une véritable cicatrice. Ce n'est qu'au bout de trente ou quarante jours que cette opération se fait dans les os. Les bourgeons charnus naissent d'abord aux deux extrémités fracturées. Le contact qu'on leur fait observer procure bientôt l'adhérence réciproque de ces végétations. Peu à peu le phosphate calcaire abordant par les vaisseaux propres des os, se dépose dans le canevas celluleux et charnu, qui par là reçoit une consistance analogue aux parties qu'il est destiné à réunir. Non seulement on observe l'inflammation dans le cal, mais encore dans l'exfoliation des parties des os nécrosés. C'est par un mécanisme analogue que la nature chasse les lames plus ou moins épaisses qui ont été privées de la vie, soit par le contact trop prolongé de l'air, soit par toute autre cause, etc. L'inflammation de l'os sous-jacent détermine la végétation des bourgeons charnus qui, en prenant du volume, font effort sur la lame morte. Quelquefois celle-ci sort en grandes parcelles qu'on nomme esquilles; d'autres fois l'exfoliation est insensible, ce qui a lieu surtout quand la lame à exfolier est peu épaisse. Après l'exfoliation, la cicatrice se forme, et il en résulte l'adhérence de l'os avec les parties molles, ce qui est très sensible, surtout dans les os superficiels, comme ceux de la tête.

La *carie* entretient aussi un état chronique d'inflammation dans les os. Il en découle un fluide sanieux particulier qui teint les linges de l'appareil en noir. Cette maladie est essentiellement différente de la nécrose, où il y a mort parfaite de l'os. Dans la carie, au contraire, il semble que l'os se reproduit à mesure qu'il se détruit. Le siége de la carie est plus particulièrement dans les os spongieux, les courts, et les extrémités des os longs; elle se manifeste à la faveur d'une infinité de causes. Il ne faut pas confondre l'aspect cadavérique de cette disposition maladive des os avec celle que présente l'usure du sternum ou de tout autre os, par le froissement d'un anévrysme ou d'un fongus. Il y a déperdition de substance alors, mais aucun changement de nature. Tantôt la carie est superficielle, tantôt elle est profonde. Le périoste est toujours plus ou moins affecté; il est souvent dur. Les parties molles sont œdématiées; quelquefois même elles sont changées en une substance lardacée. Il y a des fistules qui donnent plus ou moins de pus.

L'*exostose* est une affection commune à tous les os. Quoiqu'elle ait été considérée sous tous les rapports par les divers auteurs, on la confond cependant quelquefois avec d'autres tumeurs osseuses, ce qui vient sans doute des espèces trop nombreuses que l'on a admises dans cette maladie. Nous examinerons séparément ses trois espèces, qui sont l'éburnée, la laminée et la carnifiée.

L'exostose éburnée est une tumeur osseuse de la dureté de l'ivoire. Tantôt elle vient à la suite d'un vice vénérien, tantôt elle est produite par un coup. Elle peut se manifester de deux manières : elle attaque tout le diamètre de l'os, ou l'intéresse dans un seul de ses points. Desault conservait dans son cabinet un exemple de la première espèce : c'était un sujet dont certains os de la tête étaient exostosés en entier. Le plus ordinairement, l'exostose se borne à une partie de l'os, comme cela s'observe souvent sur ceux qui sont les plus superficiels, et par conséquent les plus exposés aux contusions : tels sont les os de la tête, le tibia, etc. On a vu de semblables tumeurs se développer à l'intérieur du crâne, sans que les facultés intellectuelles en fussent lésées, à raison de la longueur du développement, pendant lequel sans doute le cerveau s'était habitué à cette pression. On en a vu aussi dans l'intérieur du bassin s'opposer à l'accouchement. On connaît peu cette espèce d'exostose dans les os courts.

La tumeur éburnée est beaucoup plus pesante qu'une portion d'os de pareil volume. La direction longitudinale des fibres, les vaisseaux nourrissiers, tout a disparu; cette tumeur présente une résistance singulière à la scie. Il paraît qu'elle est formée par un amas de substance exclusivement calcaire.

Quant aux parties adjacentes, elles sont plus ou moins gonflées; et, ce qui est particulier, c'est que quand la maladie comprend l'os entier, les parties molles voisines sont moins affectées que quand elle n'occupe qu'un point de sa surface.

On connaît peu le mécanisme de la formation de ces tumeurs. Quoi qu'il en soit, leur marche est extrêmement lente. Jamais, chez elles, il ne s'opère de résolution ni de suppuration.

L'exostose spongieuse est mieux connue. Elle accompagne presque toujours la carie. On la rencontre dans toute espèce d'os, surtout à l'extrémité des os longs, et dans les os courts. Ce gonflement est toujours consécutif à une maladie primitive. On l'observe aussi dans la partie moyenne des os longs, comme dans le rachitis, où les tumeurs qui paraissent au milieu des membres ne sont autre chose qu'une tuméfaction du tissu compacte, qui par là devient spongieux. Cette espèce présente des irrégularitées dans sa structure. Dans certains endroits, on rencontre des amas de substance calcaire; dans d'autres, on ne voit qu'un tissu aréolaire. On rencontre un assez grand nombre de vaisseaux dans ces tumeurs; elles sont ordinairement accompagnées de suppuration ichoreuse, qui sort par des fistules plus ou moins nombreuses dont les parties molles sont percées. Les exostoses spongieuses peuvent être considérées comme le premier degré de l'ostéo-sarcôme.

On a demandé si l'*ostéo-sarcôme* n'était point le cancer des os. En effet, si l'on compare la douleur atroce qui existe dans les deux maladies, on serait tenté de croire qu'elles sont analogues; mais si d'un autre côté l'on examine plus attentivement, on verra que l'ostéo-sarcôme n'a point de fongus comme le cancer. Ce dernier se montre toujours le même dans toutes les parties, et il existe certainement entre le cancer et l'ostéo-sarcôme des différences qui ne permettent pas de les confondre. Quoi qu'il en soit, tous les os sont le siége de cette maladie, spécialement les os longs. Desault a vu des fémurs et des os innominés attaqués de cette maladie. Dans les progrès, on observe deux périodes bien distincts : le premier, marqué par la douleur, la difficulté de la progression, enfin l'engorgement de la partie. Dans le deuxième état, on est réduit à l'inspection anatomique. On trouve alors toutes les parties détruites; celles qui restent encore sont séparées par de longs intervalles charnus. Quelquefois les deux extrémités de l'os sont ménagées, la substance charnue est parsemée d'un grand nombre de vaisseaux sanguins, qui tantôt sont capillaires, tantôt présentent de gros troncs. Les parties adjacentes sont plus ou moins lésées; les cartilages restent ordinairement intacts. On observe des veines variqueuses dans le voisinage. Les parties molles s'œdématient, comme dans les grosses tumeurs.

La *friabilité* des os n'est presque jamais une maladie essentielle : rarement elle vient spontanément; dans le cancer, au contraire, rien de plus fréquent. Elle peut être locale ou générale. Elle n'est locale que dans un os subjacent à quelque ulcère cancéreux, tel que dans les côtes lors du cancer au sein; elle est générale quand la maladie est à un tel point que la diathèse cancéreuse est générale. Ce phénomène consécutif au cancer ne lui est point exclusif; on l'observe quelquefois dans les côtes, à la suite de la phthisie, ou dans l'obstruction de la rate et du foie.

Il paraît que la cause prochaine de cette friabilité est le défaut de substance gélatineuse, et non le trop grand abord de phosphate calcaire. Dans ce cas, la substance osseuse ne serait qu'endurcie, comme dans l'exostose éburnée. Cette diminution de la gélatine se fait sans apporter aucune différence à la forme de l'os, comme on le voit dans ceux que l'on calcine.

Le *ramollissement* des os est l'état opposé à leur friabilité. Rarement il se montre indépendamment du rachitis. Ce terme de ramollissement est un mot vague, qui n'indique point la maladie. On pourrait regarder aussi l'ostéo-sarcôme comme un ramollissement de l'os. Le rachitis attaque surtout les enfants. Il peut se déclarer plus tard que beaucoup d'auteurs ne l'ont prétendu. On l'a vu paraître à quinze ans. Les vertèbres sont surtout affectées de cette maladie. D'abord les os du crâne augmentent, soit d'étendue, soit de volume; de sorte que la cavité cérébrale prend plus de capacité. Ce développement ne porte point sur les os de la face. Souvent de cette disposition résulte la précocité des facultés intellectuelles.

Quant à la colonne vertébrale, elle s'affecte différemment. Souvent les apophyses épineuses ne se développent point, et le prolongement de la dure-mère reste à nu sous les muscles. Ce cas est le plus rare. La plupart du temps il y a déviation de la colonne, qui se courbe en avant et en arrière ou sur les côtés. La direction la plus ordinaire est en arrière, et c'est ce qui fait la *gibbosité*. Les côtes reçoivent une influence marquée de cette disposition contre nature. Souvent le sternum est dérangé dans le rapport de ses pièces, dont une se porte en avant, et produit encore une autre difformité. Quand l'inflexion de la colonne est latérale, alors dans la poitrine les côtes sont singulièrement déformées; rapprochées du côté de la concavité, elles s'éloignent du côté de la convexité. Rarement la déformation de la colonne se propage à la région lombaire : quand cela arrive, la convexité est en devant. Le bassin se trouve alors fort influencé, et diminué quelquefois énormément dans son diamètre antéro-postérieur. Les os des îles sont rarement déformés par le rachitis.

Les membres supérieurs sont rarement contrefaits; pour les inférieurs, ils le sont presque toujours. Les jambes et les cuisses sont arquées en sens opposé, et produisent l'effet le plus difforme. De plus, les extrémités des os longs sont très fréquemment gonflées et ramollies, surtout quand le vice scrofuleux survient.

Quand la maladie se guérit, les os prennent

plus de consistance, mais ne reviennent jamais à leur rectitude première. L'issue est ordinairement fâcheuse quand il y a complication du vice scrofuleux ou vénérien.

Les rachitiques ont en général des traits caractéristiques: couleur particulière de la peau, vivacité des yeux, sensibilité plus exquise, précocité de l'esprit, peu d'énergie musculaire, digestion plus ou moins facile.

CHAPITRE XXII.

MALADIES DU SYSTÈME PILEUX.

Les poils et les cheveux jouissent d'une vitalité si obscure que la plupart de leurs altérations nous sont inconnues. Il n'y a que la *plique polonaise* qui soit susceptible d'une description particulière. Nous ne la connaissons point en France; elle est endémique en Pologne. Suivant les relations, elle est héréditaire et spontanée, et ne se gagne point par contagion. Son invasion se compose de plusieurs symptômes généraux. Les cheveux s'entremêlent, végètent, un fluide ichoreux s'échappe de leurs extrémités; ils saignent quand on les coupe. Cependant l'épiderme subjacent est très sec.

Malgré leur peu de vitalité, les cheveux reçoivent l'influence des autres maladies; ainsi ils tombent après une affection aiguë très intense, telle qu'une fièvre adynamique. Cette chute se fait de deux manières : ou le bulbe reste, et ils repoussent peu à peu; ou il tombe; alors c'est sans espoir de retour, comme on le voit chez les vieillards, les individus exposés au soleil, et ceux qui sont attaqués de fréquentes migraines. Les cheveux blanchissent par l'âge ou par l'effet de violents chagrins. Quelle qu'en soit la cause, ce phénomène s'opère toujours par défaut de fluides nourriciers, qui n'ont plus la force de monter dans les capillaires.

La coupe des cheveux, quand elle suit de trop près la convalescence d'une maladie grave, peut être nuisible. Il en est de même des autres poils, dont les affections sont inconnues.

CHAPITRE XXIII.

MALADIES DU SYSTÈME ÉPIDERMOÏDE.

L'épiderme jouissant de peu de vitalité, doit avoir des maladies très obscures. On les divise en consécutives et idiopathiques.

Les *cors* sont de petits tubercules insensibles par eux-mêmes, mais douloureux par la compression qu'ils exercent sur les parties voisines. Ils sont formés par l'épaississement de l'épiderme comprimé. Ils surviennent ordinairement aux pieds, par l'effet d'une chaussure étroite. Il faut bien distinguer ces tubercules des *verrues*, qui sont les produits du chorion; elles sont organisées, et fournissent du sang quand on les coupe trop près de leur base. Il faut les distinguer aussi des *ognons*, qui sont le produit des cartilages.

L'épiderme s'exfolie ordinairement à la suite de l'affection de la peau qu'il recouvre; ainsi, après un érisypèle, une petite-vérole, une phlyctène, on voit tomber cette membrane sous diverses formes.

FIN.

TABLE DES MATIÈRES.

FIN DE LA TABLE.

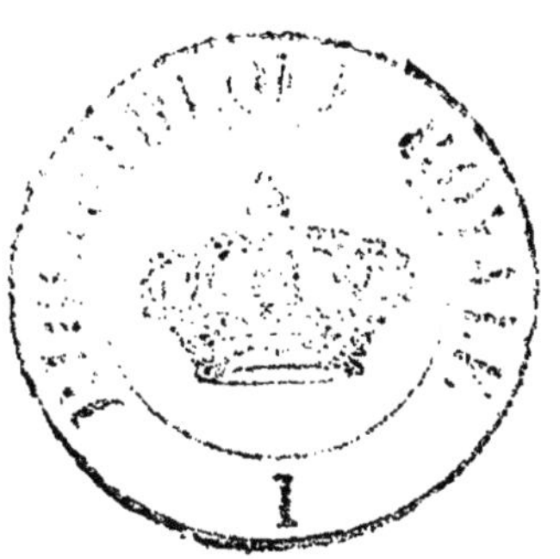

www.ingramcontent.com/pod-product-compliance
Ingram Content Group UK Ltd.
Pitfield, Milton Keynes, MK11 3LW, UK
UKHW020304230726
13925UKWH00001B/214

9 782013 48701